Yashchand G.
Falguni Mehta
Rahul Trivedi

Células estaminais e suas aplicações em Ortodontia

Yashchand G.
Falguni Mehta
Rahul Trivedi

Células estaminais e suas aplicações em Ortodontia

ScienciaScripts

Imprint

Any brand names and product names mentioned in this book are subject to trademark, brand or patent protection and are trademarks or registered trademarks of their respective holders. The use of brand names, product names, common names, trade names, product descriptions etc. even without a particular marking in this work is in no way to be construed to mean that such names may be regarded as unrestricted in respect of trademark and brand protection legislation and could thus be used by anyone.

Cover image: www.ingimage.com

This book is a translation from the original published under ISBN 978-620-8-22559-9.

Publisher:
Sciencia Scripts
is a trademark of
Dodo Books Indian Ocean Ltd. and OmniScriptum S.R.L publishing group

120 High Road, East Finchley, London, N2 9ED, United Kingdom
Str. Armeneasca 28/1, office 1, Chisinau MD-2012, Republic of Moldova, Europe
Printed at: see last page
ISBN: 978-620-8-30901-5

Índice

1. INTRODUÇÃO À TERAPIA COM CÉLULAS ESTAMINAIS

As células estaminais representam uma área de investigação interessante em vários campos da medicina e da medicina dentária devido ao seu potencial para regenerar e reparar tecidos danificados ao longo da vida de um organismo.

A perda ou falha de um órgão ou tecido resultante de uma lesão ou doença continua a ser um dos problemas clínicos mais frequentes e significativos nos cuidados de saúde humanos a nível mundial. De um modo geral, a tecnologia da medicina de reabilitação durante as últimas décadas envolveu largamente diferentes formas de regenerar, substituir ou apoiar a função de partes do corpo defeituosas ou lesionadas.

De um modo geral, estas abordagens podem ser divididas em três categorias:

(1) **abordagem biológica;**

(2) **engenharia clássica; e**

(3) **abordagem combinada**

1. A abordagem biológica baseia-se em métodos naturais e na ideia de troca de tecidos ou transplante de órgãos. A era moderna dos transplantes de órgãos e tecidos tem já muitas décadas. Por exemplo, os enxertos de pele e os transplantes de córnea para outros locais, ou mesmo os transplantes entre dadores, tornaram-se comuns no século XIX. Ao longo desse período, a tecnologia avançou e ganhou importância, permitindo a tentativa de transplantes de órgãos importantes, por exemplo, rim, fígado e medula óssea, em meados do século XX. Desde a introdução da transplantação de órgãos na prática médica, o progresso e o otimismo

têm sido abundantes. Os doentes que são submetidos a transplantes deparam-se com a possibilidade de rejeição e, por conseguinte, com a utilização de imunossupressores durante toda a vida. Estes são necessários para ajudar a prevenir a rejeição de órgãos, mas têm um efeito tóxico e, por conseguinte, efeitos adversos para o doente.

O desenvolvimento de métodos de indução de tolerância ao transplante como forma de melhorar os resultados do enxerto e eliminar a necessidade de imunossupressores, bem como a expansão da reserva de órgãos para transplante, são os principais desafios neste domínio. No entanto, no cenário atual, a procura de transplantes de órgãos e tecidos está a crescer escandalosamente, ultrapassando a oferta de tecidos de dadores e prevendo uma futura rutura. Por conseguinte, muitas das terapias actuais para a substituição de tecidos doentes estão limitadas à utilização de próteses artificiais.[2]

2. **As estratégias** clássicas de engenharia, pelo contrário, envolvem a produção de materiais e/ou dispositivos sintéticos implantáveis, que são colocados nos doentes para substituir ou aumentar os tecidos doentes ou danificados. Embora a implantação de materiais em seres humanos seja praticada há mais de 3000 anos, o período que abrange os anos 1900 envolveu grandes desenvolvimentos na conceção e aplicação de biomateriais. Os exemplos incluem o coração artificial, as artérias, as válvulas cardíacas, as próteses articulares, as próteses totais do joelho e da anca, as lentes intra-oculares, os stents intravasculares e os implantes dentários. Embora estes apresentem um bom desempenho nalgumas circunstâncias, esta abordagem tem sérias limitações devido à resposta não natural dos materiais convencionais a falhas mecânicas. Embora tenham sido desenvolvidos muitos biomateriais sofisticados e tenham sido feitos esforços para imitar as propriedades dos tecidos naturais, a

sua utilização ainda não é completamente satisfatória. Estes substitutos são geralmente menos funcionais, duráveis e estéticos. Além disso, o impacto económico destas abordagens terapêuticas é notável.[2]
Claramente, a capacidade de alcançar os resultados desejados tem sido limitada pela disponibilidade de construções de tecido adequadas que possam restaurar completamente a função fisiológica e a estética.

3. Assim, uma abordagem combinada (biológica + engenharia) que vise a regeneração dos tecidos funcionais perdidos, em vez da mera utilização de materiais sintéticos, constituiria uma alternativa vital aos tratamentos clínicos atualmente disponíveis. Este facto impulsionou o desenvolvimento da engenharia de tecidos nas últimas décadas, que tem como objetivo melhorar a reparação de tecidos danificados, bem como criar órgãos de substituição. O transplante de órgãos é uma das aplicações indeléveis em que os princípios básicos da engenharia de tecidos estão a ser implementados e, por conseguinte, está a emergir como uma necessidade para numerosos doentes em todo o mundo, como uma ferramenta alternativa para regenerar órgãos com mau funcionamento.

Além disso, um número crescente de aplicações não terapêuticas depende dos tecidos artificiais. Por exemplo, a utilização de tecidos artificiais como substitutos de modelos animais na descoberta de medicamentos, no rastreio toxicológico e na análise farmacogenómica; a utilização de sensores baseados em tecidos para detetar ameaças biológicas e/ou químicas; e a utilização de tecidos cultivados para servir de fábricas de produção de proteínas complexas à escala industrial. Os princípios básicos da engenharia de tecidos podem ser utilizados para satisfazer várias necessidades da sociedade humana em termos de cuidados de saúde.

As células estaminais são a base de todos os órgãos, tecidos e células do corpo humano. As células estaminais podem ser capazes de reparar ou substituir tecidos danificados, o que se deve à capacidade das células estaminais de se replicarem por mitose e de gerarem vários tipos de células especializadas,

Estas células podem então ser utilizadas para reparar tecidos e órgãos danificados. A importância da terapia com células estaminais na medicina moderna reside no facto de oferecer esperança no tratamento de doenças incuráveis, tais como lesões da espinal medula, distúrbios musculares, leucemia e doenças cardíacas. O processo de tratamento com células estaminais é relativamente simples. As células estaminais são extraídas de um embrião, de um cordão umbilical, do sangue ou mesmo da medula óssea.

A colheita de células estaminais é seguida da sua replicação numa cultura de células. Estas novas células são depois transplantadas para a zona do doente que necessita de reparar o tecido danificado. A sua aplicação na engenharia e regeneração de tecidos não só fornece uma estrutura de suporte, como também facilita os processos naturais de renovação, proliferação e diferenciação das células estaminais. Isto promove a vascularização, a integração, a adesão e a sobrevivência das células recém-geradas. As células estaminais, que podem mesmo ser derivadas da polpa dentária, estão agora a ser utilizadas para potenciais reparações regenerativas com cicatrização de feridas sem cicatrizes, regeneração guiada de nervos e vasos. Trata-se de uma técnica minimamente invasiva, que apresenta uma menor reabsorção radicular e um tempo de tratamento mais curto. As actuais utilizações das células estaminais em ortodontia consistem no tratamento de problemas craniofaciais, como a fenda labial e palatina, a osteogénese de distração e a microssomia craniofacial. Outras aplicações prospectivas futuras incluem a regeneração de dentes, o crescimento mandibular em casos de hipoplasia mandibular, a reparação do osso alveolar, doenças periodontais e a engenharia da cartilagem da articulação temporomandibular.

As células estaminais adultas desempenham um papel na remodelação e regeneração de tecidos e órgãos ao longo da vida de um organismo. Dados de estudos com células estaminais adultas sugerem que estas células produzem um subconjunto limitado de tipos de células maduras; por outras palavras, as células têm uma potência limitada. No entanto, descobertas recentes sugerem que estas células estaminais adultas podem ser capazes de dar origem a múltiplos tipos de células produzidas a partir de diferentes camadas germinativas. Foram identificadas células estaminais adultas no complexo craniofacial, incluindo células estaminais do osso craniofacial, da polpa dentária, do ligamento periodontal e do botão dentário em desenvolvimento. A utilização de células estaminais adultas mostrou que estas células expressam marcadores consistentes com tecidos diferenciados e tipos de células presentes na cavidade oral. Atualmente, os estudos estão a utilizar células estaminais adultas para fabricar novos tecidos para substituição e regeneração de tecidos perdidos devido a trauma ou doença.

Atualmente, está também a ser estudado o mecanismo pelo qual estas células estaminais produzem células diferenciadas que expressam marcadores proteicos e têm funções semelhantes às dos tecidos em que as células estaminais foram colocadas.[2]

2. HISTÓRIA DA INVESTIGAÇÃO SOBRE CÉLULAS ESTAMINAIS

O termo célula estaminal (em alemão, Stammzelle) foi utilizado pela primeira vez por Ernst Haeckel em **1868** para descrever o organismo unicelular ancestral a partir do qual todos os organismos multicelulares evoluíram.

Os primeiros estudos sobre o sistema hematopoiético tentavam identificar uma célula precursora para as linhagens de células sanguíneas, por exemplo, Pappenheim, em **1896**, utilizou o termo célula estaminal para descrever uma célula precursora capaz de dar origem tanto a glóbulos vermelhos como a glóbulos brancos. Após a viragem do século, o termo célula estaminal foi utilizado para descrever o precursor comum do sistema sanguíneo

As células pluripotentes foram isoladas pela primeira vez em **1964** a partir de um teratocarcinoma, tendo sido designadas por células de carcinoma embrionário (CE). Em **1981**, foi estabelecida uma linhagem de células estaminais embrionárias (ES) de ratinho a partir de uma massa celular interna explorada de um blastocisto murino.[1]

- Pela primeira vez na história, tornou-se possível para os médicos regenerar um tecido danificado com um novo fornecimento de células saudáveis, recorrendo à capacidade única das células estaminais de criar muitos dos tipos de células especializadas do corpo.

As células estaminais multipotentes para transplante a partir da medula óssea foram utilizadas experimentalmente por Thomas e Strobe entre as décadas de 1950 e 1960. Este trabalho deu origem ao termo moderno "células estaminais"[1] .

- Em **1968**, o primeiro transplante de medula óssea foi utilizado com sucesso no tratamento da Imunodeficiência Combinada Grave (SCID).
- Desde os **anos 70,** os transplantes de medula óssea são utilizados para o tratamento da imunodeficiência e da leucemia
- As primeiras células pluripotentes humanas foram isoladas em **1998** pelo Dr. James Thompson na Universidade de Wisconsin.
- Em 1998, James Thomson (Universidade de Wisconsin-Madison) isolou células da massa celular interna do embrião inicial e desenvolveu as **primeiras linhas de células estaminais embrionárias humanas.**

Hoje

Atualmente, a investigação sobre células estaminais progrediu drasticamente e há inúmeros estudos de investigação publicados todos os anos em revistas científicas. As células estaminais adultas já estão a ser utilizadas para tratar muitas doenças, como as doenças cardíacas e a leucemia. Os investigadores ainda têm um longo caminho a percorrer até controlarem completamente a regulação das células estaminais. O potencial é extremamente positivo e, com o apoio e a investigação contínuos, o ideal será que os cientistas consigam aproveitar todo o poder das células estaminais para tratar doenças.

3. OS PRINCÍPIOS BÁSICOS DAS CÉLULAS ESTAMINAIS

Definição de célula estaminal:

- Célula indiferenciada de um organismo multicelular, capaz de dar origem a um número indefinido de células do mesmo tipo e a partir da qual surgem, por diferenciação, alguns outros tipos de células.

- Um tipo especial de célula "fonte" ou "inicial" que tem a capacidade de se transformar em tecido adulto.

- As células estaminais do corpo humano têm uma capacidade única de se renovarem e de darem origem a tipos de células mais especializados, como as células do coração, dos nervos, dos ossos e da pele.

- A definição prática de célula estaminal é a definição funcional - a capacidade de regenerar tecidos ao longo da vida. Todas as células estaminais, independentemente da sua origem, são células não especializadas que dão origem a células especializadas.

- As células estaminais têm a capacidade de dar origem a qualquer célula do corpo humano, desde uma célula não especializada a uma célula especializada.[1]

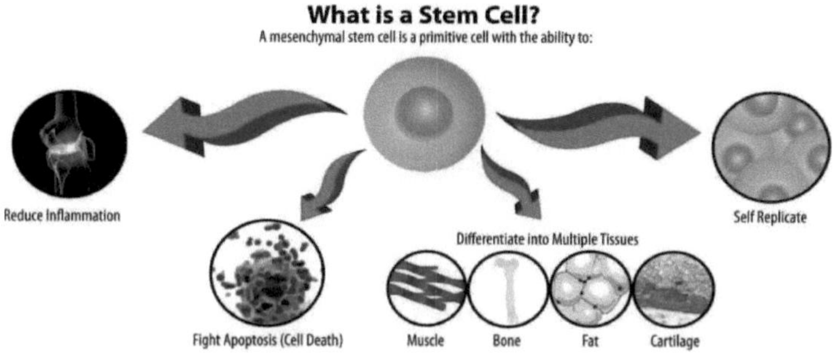

Fig.3.1 Definição de células estaminais

A definição clássica de uma célula estaminal exige que esta possua duas propriedades:

- *Auto-renovação* - a capacidade de passar por vários ciclos de divisão celular, mantendo o estado indiferenciado.

- *Potência* - a capacidade de se diferenciar em tipos de células especializadas. No sentido mais estrito, isto requer que as células estaminais sejam totipotentes ou pluripotentes - que sejam capazes de dar origem a qualquer tipo de célula madura, embora as células progenitoras multipotentes ou unipotentes sejam por vezes referidas como células estaminais.

A potência especifica "o potencial de diferenciação". Dependendo da potência, a primeira classificação é a de células estaminais totipotentes derivadas da divisão embrionária nos primeiros quatro dias. Podem dar origem a qualquer tipo de célula especializada, incluindo a placenta.[1]

Classificação das células estaminais

As células estaminais são classificadas com base na origem e na potência da célula estaminal

Com base na **sua origem**, são classificados em

- embrionária e

- adulto

As células estaminais embrionárias, também chamadas células estaminais ilimitadas, são

- obtidos a partir de ovos fertilizados e
- obtido a partir do estádio de blastocisto atingido

Células estaminais adultas, também chamadas células estaminais limitadas, uma vez que podem dar origem a uma gama restrita de células.

Encontram-se em vários tecidos e órgãos do corpo, como o cérebro, a medula óssea, a pele, o músculo esquelético e o sangue.

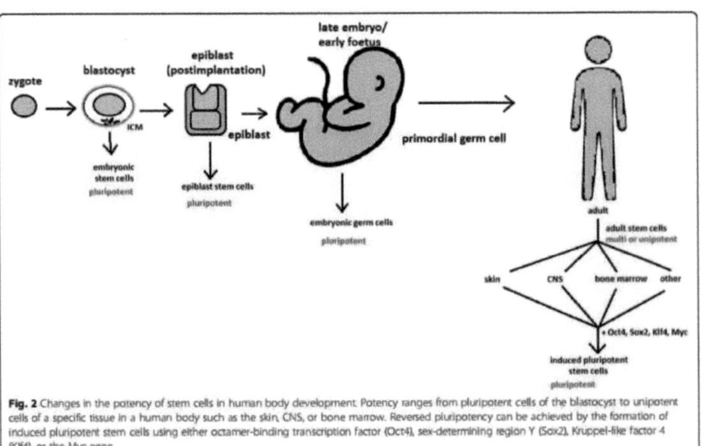

Fig. 2 Changes in the potency of stem cells in human body development. Potency ranges from pluripotent cells of the blastocyst to unipotent cells of a specific tissue in a human body such as the skin, CNS, or bone marrow. Reversed pluripotency can be achieved by the formation of induced pluripotent stem cells using either octamer-binding transcription factor (Oct4), sex-determining region Y (Sox2), Kruppel-like factor 4 (Klf4), or the Myc gene

E com base na **potência**, são classificados em

- totipotente,

- pluripotente e

* células multipotentes

As células estaminais <u>totipotentes</u> podem diferenciar-se em tipos de células embrionárias e extra-embrionárias. Estas células podem construir um organismo completo e viável. Estas células são produzidas a partir da fusão de um óvulo e de um espermatozoide. As células produzidas pelas primeiras divisões do óvulo fertilizado são também totipotentes.

As células estaminais pluripotentes são descendentes das células totipotentes e podem diferenciar-se em quase todas as células, ou seja, células derivadas de qualquer uma das três <u>camadas germinativas</u>. As células estaminais pluripotentes são semelhantes às células estaminais totipotentes na medida em que podem dar origem a todos os tipos de tecidos. Não podem dar origem a um organismo inteiro. No quarto dia de desenvolvimento, o embrião forma-se em duas camadas: uma camada exterior, que se tornará a placenta, e uma massa interior, que formará os tecidos do corpo humano em desenvolvimento.

As células estaminais multipotentes podem dar origem a várias células filhas especializadas, mas estão limitadas ao tecido, órgão ou sistema fisiológico de origem. As células estaminais hematopoiéticas são um exemplo de células estaminais adultas que são multipotentes. As células estaminais do sangue do cordão umbilical são também multipotentes, de acordo com os dados disponíveis até à data.

As células estaminais <u>oligopotentes</u> podem diferenciar-se em apenas algumas células, como as células estaminais linfóides ou mielóides.

As células <u>unipotentes</u> podem produzir apenas um tipo de célula, a sua própria, mas têm a propriedade de auto-renovação que as distingue das células não estaminais (por exemplo, as células estaminais musculares).

Scaffold: Um suporte de tecido utilizado na engenharia baseada em células;
para fornecer um apoio adequado ao tecido em desenvolvimento e depois ser
reabsorvido sem gerar quaisquer produtos tóxicos para o tecido.

Por exemplo, esponjas à base de colagénio, matriz óssea desmineralizada.

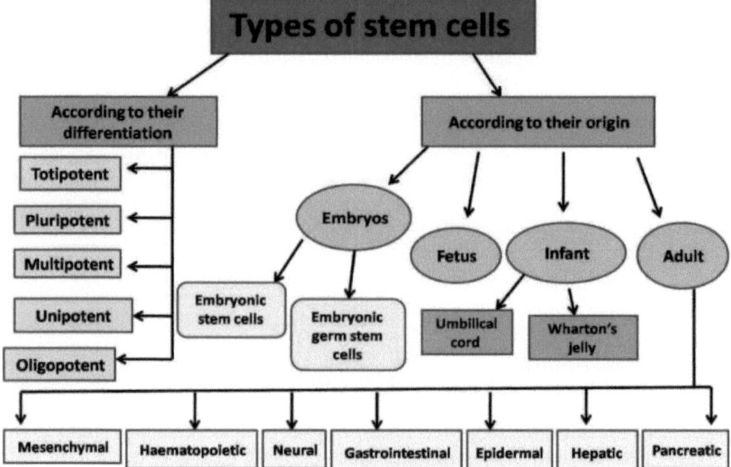

Fig3.2 Tipos de células estaminais.

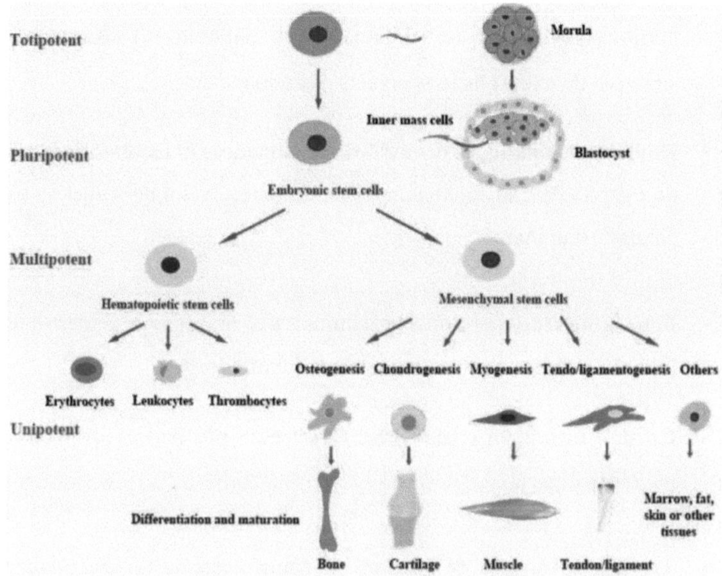

Fig. 3.3. Potência das células estaminais

FONTES DE CÉLULAS ESTAMINAIS

A principal aplicação clínica das células estaminais é como fonte de células de dadores a utilizar para substituir células na terapia de transplante. As células estaminais podem ser obtidas a partir de várias fontes:

- **Embriões excedentários**: as células estaminais podem provir de embriões remanescentes armazenados em clínicas de fertilidade que não foram utilizados por casais para ter filhos.

- **Embriões para fins especiais:** os embriões são criados por fertilização in vitro (artificialmente em laboratório) com o único objetivo de extrair as suas células estaminais.

- **Embriões clonados**: os embriões são clonados em laboratório através do método de transferência nuclear somática, a fim de colher as suas células estaminais.

- **Fetos abortados**: as células estaminais são retiradas de fetos em fase inicial de desenvolvimento que foram abortados.

- **Cordão umbilical e placenta:** este tecido pós-parto tem potencial para investigação.

- **Tecidos ou órgãos de adultos**: as células estaminais são obtidas a partir de tecidos ou órgãos de adultos vivos durante uma cirurgia.

- **Cadáveres:** o isolamento e a sobrevivência de células progenitoras neurais a partir de tecidos humanos post-mortem (até 20 horas após a morte) foram comunicados e constituem uma fonte adicional de células estaminais humanas.[1]

Origem das células estaminais

Todas as diversas células dos organismos multicelulares derivam do óvulo fertilizado (zigoto), que é totipotente. O zigoto não se pode auto-renovar e, por essa razão, não é considerado uma célula estaminal. No entanto, os seus descendentes (blastómeros) são capazes de se auto-renovar, pelo que representam verdadeiras células estaminais. As células estaminais são as primeiras células que surgem durante o desenvolvimento de um novo organismo multicelular (ou seja, durante a ontogenia).

Uma série de divisões mitóticas iniciais denominada "clivagem" aumenta rapidamente o número de células sem aumentar a massa; por conseguinte, nas células resultantes, a relação núcleo/citoplasma aumenta. Ao atingir o limite de 32 células, a forma de um embrião inicial começa a assemelhar-se a uma amora, sendo por isso designado por mórula (do latim, morus: amora). Os blastómeros da mórula ainda são totipotentes. À medida que o embrião continua a crescer, as células superficiais, chamadas trofoblasto, diferem da massa celular interna, que é facilmente distinguível no blastocisto. Embora as células internas percam a sua totipotência, o seu potencial de diferenciação continua a ser amplo - geram as três camadas germinais do disco embrionário. As primeiras células estaminais isoladas do embrião derivavam diretamente da massa celular interna e foram designadas por células estaminais embrionárias (ES). Estas células são consideradas pluripotentes (ou seja, são capazes de gerar células de origem ectodérmica, endodérmica e mesodérmica).

No entanto, uma descoberta recente indicou que uma pequena porção de células ES é transitoriamente totipotente. As camadas germinais de um embrião trilaminar são constituídas por células estaminais amplamente multipotentes, que são responsáveis pela geração dos primórdios dos órgãos. Um primórdio de cada órgão é constituído por células estaminais multipotentes que começam a gerar um espetro estreito de células diferenciadas de um determinado órgão. Estas células podem ser designadas por células estaminais específicas de um órgão ou de um tecido. Nestas fases embrionárias iniciais, as células estaminais proliferam ativa e rapidamente, e o seu número relativo nos tecidos embrionários é bastante elevado. No decurso do desenvolvimento fetal, quando os tecidos se diferenciam e acumulam tipos de células especializadas (diferenciadas) nos seus órgãos, não são necessariamente geradas novas células estaminais. O número absoluto de células estaminais específicas dos tecidos é preservado devido à sua auto-renovação, mas o seu número relativo nos tecidos em crescimento e maturação diminui. Isto também é verdade para o desenvolvimento pós-natal, especialmente para os períodos de crescimento da criança. Ao atingir um tamanho definitivo, a sinalização homeostática interrompe o crescimento dos tecidos. Consequentemente, em muitos tecidos adultos, as células estaminais permanecem relativamente quiescentes e só se dividem se forem activadas pela perda de células para manter a homeostase dos tecidos. No interior dos tecidos, as células estaminais estão localizadas em posições caraterísticas que podem ser consideradas estáveis.

Uma vez que as células estaminais representam células de vida longa e o tempo de vida da sua descendência é mais curto, as novas células devem ser constantemente geradas pelas células estaminais para substituir as células que estão a morrer. A renovação bem orientada provoca um fluxo unidirecional caraterístico de células nos tecidos (de acordo com um famoso aforismo "Panta rhei" - tudo flui). Exemplos desse fluxo incluem não só os epitélios de revestimento, mas também órgãos sólidos muito complexos, como o cérebro (corrente migratória rostral) ou o fígado. As principais funções são mantidas pelas células estaminais ao longo de todo o ciclo de vida até à morte do organismo. Da breve recapitulação da vida humana acima referida podem ser retiradas algumas conclusões importantes. Ao longo do tempo de vida, formam-se várias gerações de células estaminais. Estas células estaminais estão hierarquicamente organizadas. As células estaminais geradas em diferentes fases embrionárias diferem nas suas propriedades e no seu número. As células estaminais iniciais têm um potencial de diferenciação mais amplo, mas o seu número é menor; as células diferem no seu potencial de proliferação, bem como no espetro de células que podem produzir. Este facto contribui para a *heterogeneidade* das células estaminais nos tecidos adultos e explica por que razão as células estaminais isoladas do mesmo órgão podem ter propriedades diferentes. Com a maturação e o envelhecimento, a estrutura do tecido muda e, por conseguinte, as células estaminais são expostas a condições diferentes. As células estaminais são uma componente inevitável dos organismos multicelulares. Surgem durante o desenvolvimento embrionário inicial e permanecem funcionais nos tecidos até às fases mais avançadas.

PROPRIEDADES BIOLÓGICAS DAS CÉLULAS ESTAMINAIS

Como já foi referido, as células estaminais comportam-se de forma diferente das outras células somáticas. As suas propriedades biológicas caraterísticas incluem a **auto-renovação ilimitada e um amplo potencial de diferenciação.** Outras propriedades únicas, tais como a sua **enorme capacidade proliferativa, longevidade, clonogenicidade, potencial regenerativo, plasticidade das células estaminais, resistência notável e capacidade de entrar em dormência**, são descritas a seguir.

1. Auto-renovação

A divisão celular (mitótica e meiótica) pode ocorrer de _forma simétrica ou assimétrica._ No decurso da divisão assimétrica, o fuso mitótico é orientado assimetricamente (ou seja, não no plano equatorial) entre as células recém-formadas, pelo que as células filhas não são iguais. _A divisão assimétrica_ de uma célula estaminal dá origem a outra célula estaminal (ou seja, a uma cópia exacta da célula estaminal original) e a uma segunda célula, chamada célula progenitora, que difere um pouco da célula-mãe. Estas duas células diferem nas suas propriedades e têm destinos diferentes. Enquanto uma célula estaminal recém-gerada substitui a célula estaminal original após cada divisão, permitindo a sua auto-renovação ilimitada, uma célula progenitora é responsável pela produção de tipos de células diferenciadas num tecido. A divisão assimétrica permite que a célula estaminal produza uma nova célula estaminal após cada divisão (ou seja, a sua auto-renovação) e, consequentemente, a reserva de células estaminais não pode ser esgotada quando as células estaminais sofrem divisões assimétricas e permanecem constantes.[1]

As células estaminais dividem-se assimetricamente através de dois tipos principais de mecanismos, ou seja, intrínsecos ou extrínsecos. Os mecanismos intrínsecos incluem a montagem regulada de factores de polaridade celular e a segregação regulada de determinantes do destino celular; o mecanismo extrínseco envolve a colocação assimétrica de células filhas em relação a sinais externos. Embora o modo assimétrico de divisão possa explicar algumas caraterísticas específicas das células estaminais, não pode explicar toda a complexidade do comportamento das células estaminais. Outros tipos de células, por exemplo, as células progenitoras, também se podem dividir assimetricamente, mas, ao contrário das células estaminais, só se podem auto-renovar durante um número limitado de ciclos celulares. Em ocasiões especiais, nas fases iniciais do desenvolvimento embrionário, durante a constituição dos primórdios dos órgãos ou quando estimuladas com factores mitogénicos, as células estaminais podem também dividir-se simetricamente. As divisões simétricas podem aumentar o número de células estaminais, que podem ser utilizadas para a expansão *ex vivo* de células estaminais antes da sua aplicação terapêutica ou estar associadas ao crescimento descontrolado de tumores malignos. Por outro lado, a divisão simétrica que produz duas células progenitoras em vez de células estaminais pode levar à exaustão das células estaminais dos tecidos. Uma vez que as células estaminais são capazes de entrar em ambos os modos de divisão celular, a sua auto-renovação e a homeostase dos tecidos também podem ser controladas ao nível de toda a população celular.

O equilíbrio entre os modos assimétrico e simétrico é controlado por sinais de desenvolvimento e ambientais para produzir um número adequado de células estaminais e de descendentes diferenciados. A capacidade de autorrenovação a longo prazo das células estaminais pode ser demonstrada através do isolamento em série de células clonais (as células estaminais são clonogénicas) e do seu transplante *em* série *in vivo*.

2. Capacidade Proliferativa Extensa

Enquanto que as células diferenciadas têm uma capacidade proliferativa limitada devido à perda de sequências teloméricas após cada divisão mitótica, as células estaminais são dotadas de um potencial proliferativo aumentado. A proliferação celular ilimitada depende de contrariar o desgaste dos telómeros que acompanha a replicação do ADN através da regulação positiva da atividade da telomerase ou de um mecanismo conhecido como alongamento alternativo dos telómeros, que depende da recombinação homóloga. Pouco depois da fertilização, o comprimento dos telómeros nas novas células é alongado pela troca de cromátides irmãs dos telómeros. A expressão transitória de Zscan4 promove a recombinação dos telómeros, levando ao alongamento dos mesmos. Zscan4 é um marcador comum para embriões de duas células e células ES.

As células estaminais totipotentes e pluripotentes isoladas de embriões precoces revelam uma estabilidade notável a longo prazo - as linhagens de células ES estabelecidas em 1981 atingiram várias centenas de duplicações da população sem alterar o seu genótipo e fenótipo. O Zscan4 é essencial para a cultura a longo prazo de células ES e para a manutenção da integridade do cariótipo associada à recombinação telomérica regulada em células ES indiferenciadas normais. Embora apenas 5% das células ES expressem Zscan4 num dado momento, quase todas as células ES activam Zscan4 pelo menos uma vez durante nove passagens. As células embrionárias em proliferação do blastocisto, bem como as células ES pluripotentes derivadas da massa celular interna do blastocisto, expressam níveis elevados de telomerase que ajudam a manter o comprimento dos telómeros protectores. As células estaminais multipotentes que constituem os órgãos embrionários também expressam telomerase, embora os seus níveis não atinjam os níveis típicos das células ES. Foi também descrito que as células estaminais multipotentes adultas, incluindo as células estaminais hemopoiéticas, epidérmicas, intestinais, neurais e da polpa dentária, expressam a telomerase; no entanto, esta atividade é insuficiente para impedir completamente a perda de telómeros. Como resultado, a cinética das células estaminais adultas em proliferação extensiva.

(a) A divisão assimétrica permite que as células estaminais se auto-renovem e mantenham o seu número constante num tecido. Quando as células estaminais se dividem simetricamente, ambas as células filhas são iguais.

(b) Se as células filhas permanecerem indiferenciadas, a sua acumulação resulta num aumento exponencial de células estaminais, o que pode ocorrer em tumores malignos.

(c) Se ambas as células filhas se diferenciarem, perde-se a população de células estaminais.

(d) A zona ventricular do cérebro anterior embrionário do rato contém células estaminais neurais mitóticas.

A orientação diferente dos fusos mitóticos indica a presença de células que se dividem tanto assimetricamente (63° e 89°) como simetricamente.

(a) O ensaio quantitativo de PCR em tempo real permite medir o comprimento relativo dos telómeros (T/S); a linha de regressão mostra alterações significativas *(P < 0,05)*, indicando que as células com telómeros encurtados prolongam o seu tempo de duplicação

(b) O fragmento terminal de restrição representa o padrão de ouro para a medição do comprimento dos telómeros.

Apesar do encurtamento progressivo, os telómeros das células estaminais adultas permanecem mais longos do que os telómeros de outras células somáticas. Os mapas topográficos do comprimento dos telómeros criados a partir da hibridação *in situ* por fluorescência quantitativa em secções histológicas permitiram reconhecer gradientes de comprimento dos telómeros nos tecidos, com os telómeros mais longos a serem mapeados nos compartimentos das células estaminais e os mais curtos nos compartimentos mais diferenciados. Muitas células estaminais diferentes do nosso organismo diferem na sua capacidade replicativa. A capacidade proliferativa varia com o estatuto hierárquico das células estaminais. As células ontogénicas mais precoces têm uma maior capacidade proliferativa e são por vezes consideradas imortais.

Pelo contrário, o potencial proliferativo das células estaminais adultas específicas dos tecidos é reduzido (devido a uma menor atividade da telomerase), mas é ainda suficiente para manter uma capacidade regenerativa ao longo de toda a vida. A longevidade e a extensa capacidade replicativa das células estaminais em organismos multicelulares são necessárias para assegurar a manutenção e a regeneração dos tecidos a longo prazo. Por exemplo, as células estaminais intestinais são as únicas células que sobrevivem na base das criptas de Lieberkühn durante todo o tempo de vida; todas as outras células são substituídas por descendentes gerados por células estaminais. A reprogramação das células somáticas que gera as células iPS está associada a um re-alongamento total dos telómeros para tamanhos comparáveis aos das células embrionárias iniciais; a atividade da telomerase aumenta quase nove vezes e o nível de expressão de Zscan4 é comparável ao das células ES.

3. Potencial de diferenciação

A capacidade das células estaminais para se diferenciarem em diversos tipos de células varia de acordo com a sua disposição hierárquica entre todas as células estaminais. As primeiras células estaminais geradas na ontogenia são totipotentes, ou seja, são capazes de formar todos os tipos de células do organismo, incluindo células que formam tecidos extra-embrionários, como o trofoblasto. A totipotência é determinada, durante um breve período, por um perfil transcricional único do zigoto e das suas células filhas. As células totipotentes podem ser derivadas de blastómeros do embrião inicial (incluindo mórulas). As células totipotentes podem dar origem a um organismo completo e viável. O potencial de diferenciação das células estaminais ontogeneticamente mais jovens é mais restrito - são pluripotentes ou multipotentes. Pluripotência significa a capacidade de produzir células de todas as camadas germinativas. Exemplos de células estaminais pluripotentes incluem as ES, iPS ou células germinativas primordiais, porque são capazes de produzir células ectodérmicas (por exemplo, neurónios), células endodérmicas (por exemplo, hepatócitos) e células mesodérmicas (por exemplo, células musculares). A prova da pluripotência baseia-se em vários testes.

(1) Formação de teratomas. A injeção de um número suficiente de células pluripotentes num recetor histocompatível dá origem a um teratoma - um tumor que contém células somáticas derivadas de três camadas germinativas.

(2) Formação de quimeras. As células ES injectadas num embrião em crescimento precoce participam no desenvolvimento e as células transplantadas contribuem para a endoderme, a ectoderme, a mesoderme e a linhagem germinativa. Encontrar descendentes de células transplantadas na linha germinativa é particularmente importante na medida em que prova que as células podem transmitir a sua informação genética à geração seguinte.[1]

(3) Os ensaios *in vitro*, por exemplo, a diferenciação espontânea de células ES cultivadas em gotas suspensas gera corpos embrionários que imitam as fases iniciais do desenvolvimento embrionário, formando tecidos primitivos derivados de diferentes camadas germinativas.

(4) A prova da expressão de marcadores pluripotentes, por exemplo, Oct4, Sox2, Klf4, cMyc e fosfatase alcalina, pode ser comprovada por imunohistoquímica ou por microarray de ADN (PluriTest), etc.

Apesar de as células ES e iPS serem consideradas células

pluripotentes, uma pequena mas constante fração destas células em culturas entra num estado transitório que está relacionado com embriões de duas células; neste estado transitório, as células pluripotentes expandem o seu potencial de destino para a totipotência, tal como documentado pela sua contribuição para tecidos extra-embrionários como as células trofoblásticas da placenta. O potencial de diferenciação das células estaminais multipotentes está comprometido, ou seja, restringe-se a produzir apenas um espetro limitado de tipos de células derivadas da mesma camada germinal. A potência das células multipotentes depende também da sua posição hierárquica.

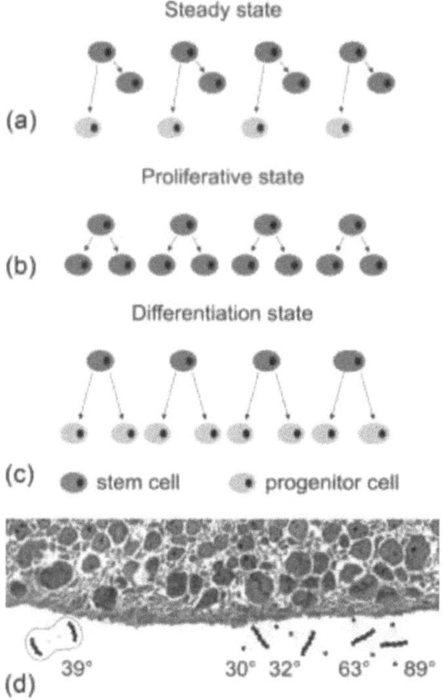

Fig.3.4 Células estaminais e descendência diferenciada

As células estaminais da camada germinativa ectodérmica podem contribuir para todos os múltiplos tipos de células derivadas da neuroectoderme e da ectoderme superficial. O repertório de células estaminais ontogeneticamente mais jovens que derivam da camada germinativa ectodérmica é mais restrito, mas ainda assim pode ser surpreendentemente amplo. Por exemplo, as células estaminais multipotentes da crista neural podem gerar mais de 40 linhagens celulares distintas (incluindo células ganglionares e de Schwann, condrócitos, odontoblastos, melanócitos e muitas outras). As células estaminais tecido-específicas têm normalmente uma multipotência limitada e produzem apenas alguns tipos de células de um determinado tecido. Por exemplo, as células estaminais do bulbo do folículo piloso podem gerar progenitores do folículo piloso, sebócitos (das glândulas sebáceas adjacentes) e queratinócitos (da epiderme sobrejacente). Alguns autores reservam o termo oligopotência para as células com um potencial que se restringe à produção de apenas algumas linhagens celulares. No entanto, a oligopotência não é definida com exatidão, pelo que o termo não tem valor prático. A multipotência das células estaminais pode ser verificada através de ensaios de diferenciação *in vitro* ou do transplante para organismos receptores.

A multipotência não é uma caraterística exclusiva das células estaminais adultas (somáticas); algumas células progenitoras também podem ser multipotentes, por exemplo, o progenitor linfoide comum e o progenitor mieloide comum.

A unipotência está normalmente associada a precursores de linhagens celulares individuais (por exemplo, CFU-E/proeritroblastos, etc.).

Atualmente, não é claro se as células estaminais se podem diferenciar apenas num único tipo. As células estaminais consideradas anteriormente como unipotentes podem ter um potencial de diferenciação mais vasto; as células estaminais mamárias dão origem a células alveolares, mioepiteliais e ductais; as células estaminais derivadas do músculo dão origem a mioblastos/miofibras e células satélite, etc. A multipotência combinada com a extensa capacidade proliferativa das células estaminais permite a reconstrução do tecido a partir de uma única célula estaminal. Os ensaios de transplantação *in vivo* colocam uma célula estaminal em interação com células estromais de suporte, capilares sanguíneos, etc., e com muitos factores bioactivos de um microambiente permissivo representado, que desencadeiam uma interação bem orquestrada que pode dar origem a novas estruturas multicelulares. Este enorme potencial foi demonstrado para uma célula estaminal hematopoiética.

O transplante de uma única célula estaminal hematopoiética de longa duração para um ratinho recetor mieloablacionado pode reconstituir eficazmente toda a hemopoiese, produzindo elementos sanguíneos recém-formados e salvando a vida do animal. Os testes de repopulação *in vivo* tornaram-se um padrão de ouro para a definição funcional das células estaminais hematopoiéticas. Recentemente, foi demonstrado um potencial robusto semelhante para as células estaminais epiteliais. O transplante de uma única célula estaminal mamária lin-/CD24+ CD29+ para uma almofada de gordura mamária desobstruída resultou na geração de uma glândula mamária funcional. Uma única célula estaminal lin-/ Sca-1+CD133+CD44+CD117+ transplantada sob a cápsula renal gerou uma próstata funcional produtora de secreções.

4. Plasticidade das células estaminais

Inicialmente, considerava-se que as células estaminais multipotentes tecido-específicas estavam empenhadas na produção de apenas um número limitado de tipos de células caraterísticos do mesmo tecido. Assim, esperava-se que as células estaminais neurais gerassem apenas células nervosas e gliais. No entanto, a injeção sistémica de células estaminais neurais em ratinhos com mieloablação deu início a uma nova hemopoiese; quando injetadas na cavidade amniótica do embrião de pinto em gastrulação, as células neurais participaram no desenvolvimento de estruturas não neurais derivadas de diferentes camadas germinativas, incluindo mesonefros, fígado, etc. A co-cultura de células estaminais neurais com mioblastos resultou numa conversão neuro-miogénica. Estes e outros relatórios publicados no virar do milénio, que documentam que o repertório de diferenciação das células estaminais adultas pode ser mais amplo do que se pensava inicialmente, alteraram a visão tradicional, e este novo fenómeno foi designado por plasticidade das células estaminais. Outras células estaminais adultas que também foram referidas como alterando o espetro de células produzidas incluíam, por exemplo, células estaminais mesenquimatosas (que se convertiam em músculo cardíaco e esquelético, células renais, pneumócitos e outras linhagens celulares), células estaminais hemopoiéticas (que participavam na produção de hepatócitos), ou células ovais do fígado (que geravam células gliais), etc.

A plasticidade das células estaminais pode ser atribuída a diferentes mecanismos, dependendo do contexto experimental e do tipo de células estaminais. Os fenómenos observados após o transplante de populações de células menos purificadas podem ser explicados pela heterogeneidade das células estaminais. Não só os tecidos contêm várias populações de células hierarquicamente distintas, como também podem estar contaminados com células estaminais ou progenitoras circulatórias (por exemplo, progenitores endoteliais).

Além disso, mesmo os tecidos adultos podem conter células pluripotentes raras, por exemplo, células pluripotentes do tipo embrionário muito pequeno (VSEL) que podem ser isoladas da medula óssea adulta, do cérebro, do timo, do rim, do fígado, etc. As tentativas de explicar a plasticidade das células estaminais através da fusão de dois tipos de células distintos falharam, porque a fusão celular ocorre esporadicamente e a fusão fisiológica diz respeito apenas a alguns tipos de células (por exemplo, sinciciotrofoblasto, osteoclastos, miofibras); além disso, as condições *in vitro* forçadas utilizadas para fundir ES com células estaminais neurais deram origem a células híbridas anormais, morfologicamente distintas das células normais. A plasticidade das células estaminais pode ser desencadeada pela ativação de novos genes que são necessários para a produção de uma nova e diferente descendência.

A reprogramação celular artificial induzida pela incorporação de factores de transcrição essenciais pode gerar células estaminais pluripotentes induzidas (iPS) (por desdiferenciação e rejuvenescimento de células somáticas, por exemplo, fibroblastos) ou mudar diretamente o destino de uma célula para outro fenótipo (transdiferenciação, por exemplo, de fibroblastos para cardiomiócitos). A reprogramação das células estaminais adultas pode ser iniciada depois de a célula estaminal entrar num novo nicho (microambiente), que fornece novas moléculas de sinalização e estabelece novos contactos célula-célula que permitem a transferência intercelular de receptores, proteínas e ARNm através de microvesículas derivadas da membrana ou a comunicação direta através de conexinas. Mecanismos semelhantes podem conduzir à plasticidade das células estaminais na regeneração, no desenvolvimento embrionário e na tumorigénese. Esta última possibilidade está bem documentada pela descoberta de que a displasia epitelial e o cancro gástrico podem surgir a partir de células derivadas da medula óssea transplantadas para ratinhos com infeção crónica *por Helicobacter*.

Embora as células estaminais apresentem um elevado grau de plasticidade, esta propriedade não está exclusivamente confinada a esta população celular. As células progenitoras endoteliais podem ser convertidas em células musculares cardíacas. As células progenitoras podem recuperar as suas propriedades estaminais. Os progenitores O-2A isolados do nervo ótico podem ser desdiferenciados em células estaminais neurais multipotentes capazes de produzir neurónios, e os progenitores secretores Dll1+ podem ser revertidos em células estaminais intestinais. Uma situação extrema pode mesmo reprogramar células somáticas *in vivo*. A ablação selectiva aguda quase total das células β induziu a transdiferenciação de novas células produtoras de insulina a partir da célula α das ilhotas pancreáticas de Langerhans.

5. Resistência e Quiescência das Células Estaminais

A auto-renovação e a proliferação extensiva permitem que as células estaminais funcionem nos tecidos durante décadas. Para funcionarem sem falhas, as células estaminais de longa duração são dotadas de propriedades especiais que reduzem o risco de danos no ADN ou de danos tóxicos e impedem a exaustão das células estaminais. Os mecanismos moleculares responsáveis pela resistência das células estaminais incluem proteínas que participam na reparação do ADN (por exemplo, Ercc5, Xrcc5, Msh2, Rad23b), bem como proteínas do sistema de desintoxicação (incluindo a proteína de resistência a múltiplos fármacos Abcb1 ou Mdr1, Abcg2/Bcrp1/proteínas resistentes ao carcinoma da mama, Gsta4, Gslm, tioredoxina redutase, tioredoxina tipo 32kD, Laptm4a. A expressão da proteína ABCG2/Bcrp1, transportadora da cassete de ligação ATP, que permite o efluxo diferencial do corante Hoechst 33342, tornou-se a base do protocolo de isolamento da população lateral (SP) enriquecida em células estaminais. A expressão de proteínas antioxidantes (por exemplo, catalase, glutationa peroxidase 1 e 4, superóxido dismutase 2, metionina sulfóxido redutase A) confere às células estaminais resistência ao stress oxidativo. Os genes que promovem a resistência ao stress oxidativo e aos níveis de espécies reactivas de oxigénio, como o gene polycomb Bmi1 e a família de factores de transcrição FoxO, são necessários para o potencial regenerativo a longo prazo das células estaminais hemopoiéticas.

As células estaminais hematopoiéticas com níveis mais baixos de espécies reactivas de oxigénio têm um maior potencial de auto-renovação e de diferenciação. No segundo transplante em série, os ratos irradiados letalmente que receberam células com elevado teor de espécies reactivas de oxigénio morreram, enquanto os que receberam células com baixo teor de espécies reactivas de oxigénio sobreviveram. Foi observada uma relação semelhante noutros sistemas, por exemplo, nas células estaminais da glândula mamária. Mais uma vez, as células estaminais apresentavam níveis mais baixos de espécies reactivas de oxigénio do que as células diferenciadas. Uma vez que as espécies reactivas de oxigénio são mediadores críticos da letalidade celular induzida pela radiação ionizante, as células com baixos níveis de espécies reactivas de oxigénio desenvolveram menos danos no ADN após a irradiação. As células estaminais apresentam propriedades variáveis, dependendo do seu estado atual.

As células estaminais quiescentes comportam-se de forma diferente das células estaminais activadas. *A quiescência* representa um mecanismo de proteção essencial para que as células estaminais minimizem os danos associados ao metabolismo ativo, à respiração celular e à replicação do ADN. As células estaminais hematopoiéticas quiescentes (dormentes) de ratinho têm um potencial de auto-renovação mais elevado e representam uma subpopulação que se divide lentamente (dividem-se uma vez em cada 149-193 dias), enquanto as células estaminais hematopoiéticas activas que mantêm a hemopoiese diária se dividem cerca de uma vez em cada 28-36 dias. Estas células podem ser isoladas mesmo a partir de tecidos post-mortem, uma vez que não sofrem autólise, ao contrário das células somáticas que têm uma taxa metabólica elevada. Nos epitélios, as células estaminais em repouso e activadas têm uma disposição caraterística. Nas criptas intestinais, as células estaminais quiescentes Bmi1+ ocupam a posição + 4 acima das células de Paneth. Estas células que retêm o ADN são de ciclo lento e resistentes a lesões por radiação de dose elevada; são capazes de repor as células estaminais Lgr5+ mitoticamente activas localizadas nas bases das criptas que são facilmente eliminadas por irradiação. As vias de microRNA, incluindo o miR-489, são essenciais para a manutenção do estado quiescente das células estaminais musculares. A trombopoietina é necessária para a quiescência das células estaminais hemopoiéticas. A sinalização da proteína morfogénica óssea (BMP) é outro regulador-chave da quiescência, uma vez que regula negativamente a proliferação de células estaminais em vários nichos, incluindo as criptas intestinais e a zona subgranular do hipocampo.

6. Plasticidade das células estaminais neurais

(a) Os possíveis mecanismos que participam na conversão das células estaminais neurais em células hematopoiéticas incluem a sua transdiferenciação direta ou a sua desdiferenciação para um nível hierarquicamente superior com um potencial de diferenciação mais amplo. Depois de a célula desdiferenciada entrar num nicho hemopoiético, começa a gerar células sanguíneas.

(b) Após o transplante intravenoso, as células estaminais neurais lacZ+ foram expostas a diversos microambientes. A histoquímica X gal identificou as células transplantadas no córtex tímico dos ratinhos receptores; sob a influência de um novo microambiente, as células estaminais exógenas podem ser reprogramadas para gerar diferentes linhagens celulares e o bojo do folículo piloso.

Os sinais de ativação que despertam as células dormentes para estímulos fisiológicos podem ser de natureza diversa:

- perda de células;
- stress;

- interferão gama;
- Inervação GABAérgica no hipocampo;

o fator de crescimento transformador-β2 (TGF-β2) restringe a sinalização BMP no folículo piloso, etc. No entanto, uma ativação prolongada pode levar à exaustão das células estaminais.

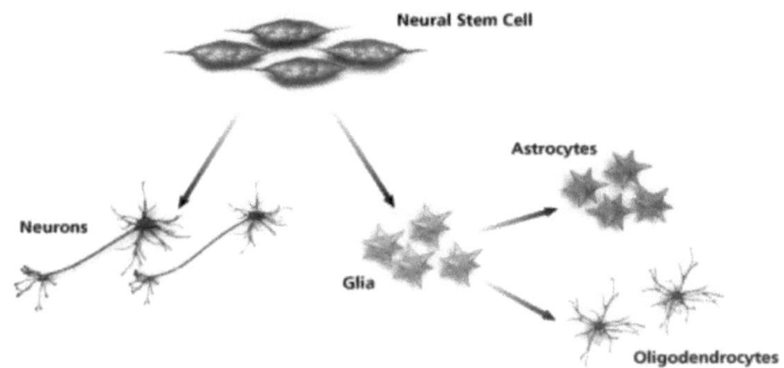

Fig. 3.5 Células estaminais neurais

NICHO DE CÉLULAS ESTAMINAIS

As células estaminais não se distribuem aleatoriamente nos tecidos; ocupam um microambiente tecidular específico denominado nicho. O nicho permite a fixação de uma ou poucas células estaminais e regula a sua auto-renovação e a decisão do destino celular da descendência gerada. Os componentes que participam na criação do nicho incluem as células adjacentes e a matriz extracelular. Os componentes celulares do nicho são formados por células de suporte adjacentes e/ou células estromais, células vasculares e nervos periféricos. O tipo de célula de suporte difere de tecido para tecido. No testículo, as células de Sertoli fornecem sinalização parácrina (GDNF, FGF2, BMP4, activina) às células estaminais espermatogónias. Funções semelhantes podem ser mediadas por células mioepiteliais na glândula mamária, células de Paneth na cripta intestinal ou células gliais ependimárias e astrocíticas na zona subependimária do cérebro anterior. Mesmo as células diferenciadas, incluindo as células alveolares mamárias, podem exercer alguns efeitos parácrinos sobre as células estaminais adjacentes e mediar a resposta a hormonas como a progesterona. Outro sinal pode ser transmitido por células do estroma representadas por fibrócitos (TGF-β, HGF, EGF, FGF-2, Wnt, CXCL12 e SCF), miofibrócitos ou osteoblastos.

Descobertas recentes documentam um papel inevitável da inervação do nicho. As células ganglionares da raiz dorsal sensorial constituem um nicho perineural que fornece sinalização Shh às células estaminais do bolbo piloso e contribui para a regeneração do folículo anágeno. A inervação simpática modula a mobilização de células estaminais hematopoiéticas da medula óssea. Outros sinais podem ser emitidos pelas células endoteliais vasculares (BDNF), pericitos ou células musculares lisas. O nicho vascular também fornece nutrientes e oxigénio às células estaminais em proliferação e reconstituição a curto prazo. As estruturas acelulares do nicho das células estaminais incluem estruturas de matriz extracelular de forma fractal (fractones) e membranas basais vasculares enriquecidas em heparan sulfatos que captam factores como o FGF-2, BMP-7 e outras substâncias bioactivas para modular a atividade das células estaminais neurais na zona subependimária. A forma embrionária do sulfato de heparano pode aumentar drasticamente o número de células estaminais mesenquimais isoladas de aspirados de medula óssea humana. A variabilidade na composição proteica da lâmina basal específica dos epitélios de revestimento e dos seus nichos desempenha um papel importante na modelação dos tecidos.

As células estaminais do bojo do folículo piloso depositam nefronectina na lâmina basal subjacente, o que induz as células mesenquimatosas adjacentes a diferenciarem-se em células do músculo arrector pili que estabelecem uma ancoragem estável ao bojo. A lâmina basal da cripta intestinal contém a glicoproteína laminina 2 ($\alpha2\beta1\gamma1$), enquanto a base das vilosidades intestinais contém laminina 1 ($\alpha1\beta1\gamma1$) e laminina 5 ($\alpha3,\beta3,\gamma2$). A alteração da distribuição das glicoproteínas nas membranas basais desempenha um papel crucial na ancoragem, migração e diferenciação das células epiteliais.

Como os tecidos contêm populações distintas de células estaminais que diferem hierarquicamente, também contêm nichos distintos que albergam células estaminais distintas. O nicho osteoblástico na região endosteal representa um meio com baixo teor de oxigénio da medula óssea que protege as células estaminais do stress oxidativo relacionado com as espécies reactivas de oxigénio, onde as células estaminais hematopoiéticas de reconstituição a longo prazo permanecem quiescentes.

A trombopoietina e a osteopontina, expressas nos osteoblastos, regulam o comportamento das células estaminais hematopoiéticas de repovoamento a longo prazo na medula óssea. Pelo contrário, o nicho vascular, rico na produção de espécies reactivas de oxigénio, contém uma população distinta de células estaminais, as chamadas células estaminais de reconstituição a curto prazo. Não são apenas as células e as moléculas bioactivas que criam gradientes que regulam a atividade das células estaminais nos nichos. A hipóxia induz a proliferação de células estaminais no cérebro de mamíferos, bem como a proliferação *in vitro*. As condições hipóxicas *in vitro* (5% O_2) melhoram a eficiência da geração de células iPS a partir de células somáticas humanas e de ratinho e estimulam o crescimento de células estaminais do folículo dentário. Factores físicos como a deformação, a tensão de cisalhamento e a rigidez da matriz também são importantes. As células detectam a rigidez da matriz através da contratilidade celular e das forças de tração; por outro lado, a rigidez da matriz modula as adesões focais, a montagem do citoesqueleto e as forças de tração das células, modulando assim a montagem, a migração e a proliferação das células. As células estaminais adultas perdem frequentemente a sua capacidade regenerativa quando são colocadas em placas de cultura, mesmo quando lhes são fornecidos factores de crescimento adequados.

Nicho hemopoiético da medula óssea. As células estaminais hematopoiéticas de repovoamento a longo prazo (LT-HSC) estão localizadas no nicho osteoblástico. Os osteoblastos expressam angiopoietina-1 e osteopontina, que regulam a quiescência das LT-HSC. Além disso, o nicho osteoblástico é um meio de oxigénio muito baixo da medula óssea. As células estromais que expressam o recetor de leptina produzem outros factores como o fator de células estaminais (SCF), que é essencial para a manutenção das HSC.

Quando as LT-HSC podem ser activadas, transitam para o ambiente de espécies reactivas de oxigénio (ROS) do nicho vascular e começam a dividir-se rapidamente para gerar precursores de células sanguíneas. No entanto, quando as células estaminais musculares são colocadas em hidrogéis ligados à laminina com elasticidade que imita a rigidez fisiológica do músculo, as células permanecem indiferenciadas e, após o transplante, são capazes de regenerar o músculo.

A rigidez do substrato regula diferencialmente a diferenciação das células estaminais mesenquimais; uma matriz rígida promove a diferenciação na linhagem de células musculares lisas, enquanto uma matriz macia promove a diferenciação nas linhagens condrogénica e adipogénica. [10] A inibição dos factores do nicho pode induzir a separação das células estaminais do nicho. O destino de uma célula estaminal libertada não pode ser modulado pelo nicho. Um nicho vazio pode aceitar outra célula estaminal em circulação. Desta forma, a célula comprometida pode ser reprogramada sob a influência de um novo nicho para gerar novos descendentes. As alterações na estrutura dos tecidos devido à maturação, ao envelhecimento ou a doenças também se reflectem nos nichos de células estaminais. Embora o número de nichos nos tecidos seja relativamente constante, o seu número pode ser modificado. Os danos causados ao tecido pelo envelhecimento, inflamação crónica ou doença podem alterar a microestrutura do tecido e, em última análise, levar ao desaparecimento do nicho. A perda do nicho de células estaminais está associada à perda da capacidade de regeneração dos tecidos (por exemplo, na mielofibrose). Podem ser induzidos novos nichos: a inibição da sinalização BMP através da expressão transgénica de noggin resulta na formação de numerosas unidades de criptas ectópicas. A irritação crónica e outros factores podem alterar de tal forma o nicho e a homeostase dos tecidos que podem resultar em tumorigénese.

Apesar dos progressos alcançados com abordagens tecnológicas sofisticadas como a introdução de stents coronários, técnicas de imagiologia sofisticadas como a ressonância magnética (RM), técnicas minimamente invasivas e robóticas em cirurgia e o desenvolvimento de novos fármacos bioactivos, a medicina atual ainda não é capaz de curar todas as doenças. Apesar de

A farmacoterapia ou as construções artificiais podem substituir algumas funções dos tecidos perdidos, mas não podem substituir todas as suas propriedades únicas. As células perdidas só podem ser substituídas eficazmente por terapia celular. As células estaminais têm sido reconhecidas como um candidato promissor para estratégias de substituição celular devido às suas propriedades biológicas únicas. A auto-renovação, a grande capacidade proliferativa, a sua resistência e o seu potencial de diferenciação conferem às células estaminais a longevidade e a capacidade de regenerar tecidos ao longo da vida. O seu potencial migratório permite que as células estaminais se distribuam pelos tecidos e encontrem os seus nichos. A plasticidade das células estaminais permite que estas se adaptem melhor às necessidades dos tecidos e repovoem outros tipos de células, se necessário.

A possibilidade de isolar e expandir células estaminais tecido-específicas, ou mesmo de reprogramar quaisquer células somáticas específicas do doente para células iPS, oferece a utilização de células histocompatíveis para uma medicina regenerativa personalizada, evitando os problemas associados à resposta imunitária do hospedeiro.

Apesar dos enormes progressos alcançados nas últimas décadas, a investigação em células estaminais ainda está na sua infância e muitas tarefas cruciais continuam em aberto e exigem uma caraterização mais pormenorizada. Como escolher o tipo ideal de células estaminais para o doente e como definir as melhores formas de aplicação das células estaminais? Como aumentar a eficácia do isolamento das células estaminais, a sua expansão *ex vivo* (sem causar quaisquer efeitos prejudiciais), o seu enxerto nos tecidos do doente e a segurança da terapia baseada em células estaminais? Embora os investigadores tenham adquirido alguns conhecimentos sobre os mecanismos que equilibram a homeostase dos tecidos, é necessária informação detalhada para compreender a sinalização celular e o papel dos miRNAs na regulação de eventos como a auto-renovação, a proliferação, a diferenciação e a reprogramação das células estaminais. Dado que o nicho desempenha um papel fundamental na regulação das propriedades das células estaminais *in vivo,* é necessária uma análise mais exaustiva das vias de sinalização do nicho para regular a quiescência e a ativação das células estaminais, para reverter as alterações do nicho relacionadas com a idade que prejudicam a regulação adequada das células estaminais, para reconstruir nichos em tecidos danificados antes do transplante de células estaminais ou para desenvolver novos sistemas *in vitro* ou bioartificiais que recapitulem com precisão as funções *in vivo*.[1]

4. APLICAÇÕES NO DOMÍNIO DA MEDICINA

INTRODUÇÃO

Ponto de viragem na terapia com células estaminais

O ponto de viragem na terapia com células estaminais surgiu em 2006, quando os cientistas Shinya Yamanaka, juntamente com Kazutoshi Takahashi, descobriram que era possível reprogramar células estaminais adultas multipotentes para o estado pluripotente. Este processo evitou pôr em perigo a vida do feto. A transdução mediada por retrovírus de fibroblastos de ratinho com quatro factores de transcrição (Oct-3/4, Sox2, KLF4 e c-Myc), que se exprimem principalmente nas células estaminais embrionárias, pode induzir os fibroblastos a tornarem-se pluripotentes. Esta nova forma de células estaminais foi designada por iPSC. Um ano mais tarde, a experiência foi igualmente bem sucedida com células humanas. Após este sucesso, o método abriu um novo campo na investigação de células estaminais com uma geração de linhas de iPSC que podem ser personalizadas e biocompatíveis com o doente. Recentemente, os estudos centraram-se na redução da carcinogénese e na melhoria do sistema de condução. O ponto de viragem foi influenciado por descobertas anteriores que aconteceram em 1962 e 1987. A primeira descoberta foi a do cientista John Gurdon, que conseguiu clonar rãs transferindo um núcleo das células somáticas de uma rã para um oócito. Isto causou uma reversão completa do desenvolvimento das células somáticas. Os resultados da sua experiência tornaram-se uma enorme descoberta, uma vez que se acreditava anteriormente que a diferenciação celular era apenas uma via de sentido único, mas a sua experiência sugeriu o contrário e demonstrou que é mesmo possível que uma célula somática adquira novamente pluripotência. Esta última foi uma descoberta feita por Davis R.L. que se centrou na subtração do ADN de fibroblastos. Foram encontrados três genes que apareciam originalmente nos mioblastos. A expressão forçada de apenas um dos genes, denominado diferenciação miogénica (Myod1), provocou a conversão de fibroblastos em mioblastos, mostrando que a reprogramação das células é possível, podendo mesmo ser utilizada para transformar células de uma linhagem para outra.[5]

Utilização de células estaminais na medicina

As células estaminais têm um grande potencial para se tornarem um dos aspectos mais importantes da medicina. Para além do facto de desempenharem um papel importante no desenvolvimento da medicina reparadora, o seu estudo revela muita informação sobre os complexos acontecimentos que ocorrem durante o desenvolvimento humano. A diferença entre uma célula estaminal e uma célula diferenciada reflecte-se no ADN das células. Na primeira célula, o ADN está organizado de forma solta com genes em funcionamento. Quando os sinais entram na célula e o processo de diferenciação começa, os genes que já não são necessários são desligados, mas os genes necessários para a função especializada permanecem activos. Este processo pode ser invertido, e sabe-se que essa pluripotência pode ser conseguida através da interação de sequências de genes. Takahashi e Yamanaka e Loh et al. descobriram que o fator de transcrição de ligação ao octâmero 3 e 4 (Oct3/4), a região determinante do sexo Y (SRY)-box 2 e os genes Nanog funcionam como factores de transcrição essenciais para a manutenção da pluripotência. Entre eles, Oct3/4 e Sox2 são essenciais para a geração de iPSCs. Muitas condições médicas graves, como defeitos congénitos ou cancro, são causadas por uma diferenciação ou divisão celular inadequadas. Atualmente, são possíveis várias terapias com células estaminais, entre as quais tratamentos para lesões da espinal medula, insuficiência cardíaca, degenerescência da retina e da mácula, rupturas de tendões e diabetes tipo 1. A investigação sobre as células estaminais pode ainda ajudar a compreender melhor a fisiologia das células estaminais.[5]

Transplante de células estaminais hematopoiéticas

As células estaminais hematopoiéticas são importantes porque são, de longe, a célula estaminal específica de um tecido mais bem caracterizada; afinal, foram estudadas experimentalmente durante mais de 50 anos. Estas células estaminais parecem constituir um sistema paradigmático preciso para o estudo das células estaminais tecido-específicas e têm potencial para a medicina regenerativa. O transplante de células estaminais hematopoiéticas (HSC) multipotentes é atualmente a terapia com células estaminais mais popular. As células-alvo são normalmente derivadas da medula óssea, do sangue periférico ou do sangue do cordão umbilical. O procedimento pode ser autólogo (quando são utilizadas as células do próprio doente), alogénico (quando a célula estaminal provém de um dador) ou singénico (de um gémeo idêntico). As HSC são responsáveis pela geração de todas as linhagens hematopoiéticas funcionais no sangue, incluindo eritrócitos, leucócitos e plaquetas. O transplante de HSCs resolve problemas causados pelo funcionamento inadequado do sistema hematopoiético, o que inclui doenças como a leucemia e a anemia. No entanto, quando se tomam em consideração as fontes convencionais de HSC, existem algumas limitações importantes. Em primeiro lugar, existe um número limitado de células transplantáveis e ainda não foi encontrada uma forma eficiente de as recolher. Há também o problema de encontrar um dador compatível com os antigénios para o transplante, e a contaminação viral ou quaisquer imunorreacções também causam uma redução da eficiência nos transplantes convencionais de HSC. O transplante hematopoiético deve ser reservado para doentes com doenças potencialmente fatais, uma vez que tem um carácter multifatorial e pode ser um procedimento perigoso. A utilização de células somáticas não especializadas do próprio doente como células estaminais proporciona a maior compatibilidade imunológica e aumenta significativamente o sucesso do procedimento.[5]

As células estaminais como alvo de ensaios farmacológicos

As células estaminais podem ser utilizadas em testes de novos medicamentos. Cada experiência em tecidos vivos pode ser efectuada com segurança em células específicas diferenciadas a partir de células pluripotentes. Se surgir algum efeito indesejável, as fórmulas dos medicamentos podem ser alteradas até atingirem um nível de eficácia suficiente. O fármaco pode entrar no mercado farmacológico sem prejudicar os testadores vivos. No entanto, para testar os medicamentos corretamente, as condições devem ser iguais quando se comparam os efeitos de dois medicamentos. Para atingir este objetivo, os investigadores precisam de obter o controlo total do processo de diferenciação para gerar populações puras de células diferenciadas

As células estaminais como alternativa para a artroplastia

Um dos maiores receios dos desportistas profissionais é sofrer uma lesão, que na maioria das vezes significa o fim da sua carreira profissional. Isto aplica-se especialmente às lesões dos tendões, que, devido às opções de tratamento actuais centradas no tratamento conservador ou cirúrgico, muitas vezes não proporcionam resultados aceitáveis. Os problemas com os tendões começam com as suas capacidades de regeneração. Em vez de se regenerarem funcionalmente após uma lesão, os tendões curam-se apenas formando tecidos cicatriciais que não têm a funcionalidade dos tecidos saudáveis. Os factores que podem causar esta falha na resposta de cicatrização incluem a hipervascularização, a deposição de materiais calcários, a dor ou o inchaço. Além disso, para além dos problemas com os tendões, existe uma elevada probabilidade de adquirir uma condição patológica das articulações denominada osteoartrite (OA). A OA é comum devido à natureza avascular da cartilagem articular e às suas reduzidas capacidades de regeneração. Embora a artroplastia seja atualmente um procedimento comum no tratamento da OA, não é ideal para os doentes mais jovens porque podem viver mais do que o implante e necessitar de vários procedimentos cirúrgicos no futuro. É nestas situações que a terapia com células estaminais pode ajudar, impedindo o aparecimento da OA. No entanto, estes procedimentos não estão bem desenvolvidos e a manutenção a longo prazo da cartilagem hialina requer mais investigação. A osteonecrose da anca femoral (ONFH) é uma doença refractária associada ao colapso da cabeça femoral e ao risco de artroplastia da anca em populações mais jovens. Embora a artroplastia total da anca (ATQ) seja clinicamente bem sucedida, não é ideal para doentes jovens, principalmente devido ao tempo de vida limitado da prótese. Um número crescente de estudos clínicos tem avaliado o efeito terapêutico das células estaminais na ONFH. A maioria dos autores demonstrou resultados positivos, com redução da dor, melhoria da função ou evitação da ATQ

Rejuvenescimento por programação celular

O envelhecimento é um processo epigenético reversível. O primeiro estudo sobre o rejuvenescimento celular foi publicado em 2011. As células de indivíduos idosos têm assinaturas transcricionais diferentes, níveis elevados de stress oxidativo, mitocôndrias disfuncionais e telómeros mais curtos do que as células jovens. Há uma hipótese de que, quando as células somáticas adultas humanas ou de ratinho são reprogramadas para iPSC, a sua idade epigenética é praticamente reposta a zero. Esta hipótese baseia-se num modelo epigenético que explica que, no momento da fertilização, todas as marcas de envelhecimento parental são apagadas do genoma do zigoto e o seu relógio de envelhecimento é reposto a zero. No seu estudo, Ocampo et al. utilizaram os genes Oct4, Sox2, Klf4 e C- myc (genes OSKM) e afectaram células do pâncreas e do músculo esquelético, que têm uma fraca capacidade de regeneração. O seu procedimento revelou que estes genes também podem ser utilizados para um tratamento regenerativo eficaz. O principal desafio do seu método foi a necessidade de empregar uma abordagem que não utilize animais transgénicos e que não exija uma aplicação indefinidamente longa. A primeira abordagem clínica seria preventiva, centrada na paragem ou no abrandamento da taxa de envelhecimento. Mais tarde, poder-se-á tentar o rejuvenescimento progressivo de indivíduos idosos. No futuro, este método pode levantar algumas questões éticas, tais como a sobrepopulação, que leva a uma menor disponibilidade de alimentos e energia. Por agora, é importante aprender a implementar a tecnologia de reprogramação celular em animais idosos não transgénicos e em seres humanos para apagar as marcas do envelhecimento sem remover as marcas epigenéticas da identidade celular.

Terapias baseadas em células

As células estaminais podem ser induzidas a transformarem-se num tipo de célula específico que é necessário para reparar tecidos danificados ou destruídos. Atualmente, quando a necessidade de tecidos e órgãos transplantáveis ultrapassa a oferta possível, as células estaminais parecem ser a solução perfeita para o problema. As doenças mais comuns que beneficiam desta terapia são as degenerações maculares, os acidentes vasculares cerebrais, a osteoartrite, as doenças neurodegenerativas e a diabetes. Graças a esta técnica, pode tornar-se possível gerar células saudáveis do músculo cardíaco e, posteriormente, transplantá-las para pacientes com doenças cardíacas. No caso da diabetes tipo 1, as células produtoras de insulina do pâncreas são destruídas devido a uma reação auto-imunológica. Como alternativa à terapia de transplante, pode ser possível induzir células estaminais a diferenciarem-se em células produtoras de insulina.

Células estaminais e bancos de tecidos

As células iPS, com as suas capacidades de propagação e diferenciação teoricamente ilimitadas, são atractivas para as ciências actuais e futuras. Podem ser armazenadas num banco de tecidos para constituírem uma fonte essencial de tecido humano utilizado para exames médicos. O problema das células convencionais de tecidos diferenciados mantidas em laboratório é que as suas caraterísticas de propagação diminuem com o tempo. Isto não acontece com as iPSCs. O cordão umbilical é conhecido por ser rico em células estaminais mesenquimais. Devido à sua criopreservação imediatamente após o nascimento, as suas células estaminais podem ser armazenadas com sucesso e utilizadas em terapias para prevenir futuras doenças potencialmente fatais de um determinado doente. As células estaminais de dentes decíduos esfoliados humanos (SHED) encontradas em dentes decíduos esfoliados têm a capacidade de se desenvolver em mais tipos de tecidos corporais do que outras células estaminais. As técnicas para a sua recolha, isolamento e armazenamento são simples e não invasivas.

Uma cura para o VIH

A International Maternal Pediatric Adolescent AIDS Clinical Trial Network (IMPAACT) P1107 relatou o primeiro caso de cura do VIH numa mulher que vive com o VIH submetida a um transplante duplo de células estaminais (ou seja, um transplante de sangue do cordão umbilical combinado com um transplante de medula óssea meio-sangue) para o tratamento de uma leucemia mielogénica aguda. Os investigadores do IMPAACT P1107 apresentaram os detalhes do caso durante a sessão de resumos orais realizada na 29.ª Conferência sobre Retrovírus e Infecções Oportunistas (CROI 2022). A participante do estudo é uma mulher de Nova Iorque (EUA) que interrompeu a terapia antirretroviral (TARV) aos 37 meses após o transplante e não tem VIH detectado há 14 meses. A terapia dupla com células estaminais também levou à remissão da leucemia que desenvolveu em 2017.

O IMPAACT P1107 é um estudo observacional que visa descrever os resultados em pessoas que vivem com o VIH e que são submetidas a um transplante com células estaminais do sangue do cordão umbilical com uma mutação genética CCR5 para tratamento de cancro, doença hematopoiética ou outra doença subjacente. Esta mutação genética resulta em células T sem co-receptores CCR5. Uma vez que o VIH necessita de utilizar estes co-receptores para infetar as células T, o raciocínio do estudo é que a quimioterapia administrada a pessoas com cancro ou outras doenças, seguida de um transplante com células estaminais portadoras desta mutação CCR5, pode alterar o sistema imunitário, tornando-o geneticamente resistente ao VIH.

A remissão, ou cura, do VIH resultante de transplantes de células estaminais tinha sido previamente comunicada em 2 casos. O primeiro caso, conhecido como o paciente de Berlim (um homem com leucemia mielogénica aguda), foi relatado em 2009. Foi submetido a um transplante de células estaminais da medula óssea e teve uma remissão do VIH durante 12 anos. Morreu de leucemia recorrente em setembro de 2020. O segundo caso, conhecido como o paciente de Londres (um homem com linfoma de Hodgkin), foi notificado mais recentemente e está em remissão do VIH há mais de 30 meses após um transplante de células estaminais da medula óssea. Este terceiro caso de remissão do VIH, agora documentado numa mulher, sugere que uma estratégia de transplante duplo de células estaminais também pode ser considerada como uma opção para alcançar a remissão e a cura do VIH em pessoas que vivem com o VIH e que necessitam de um transplante de células estaminais para outras doenças.

Este caso apoia ainda mais a prova de conceito para a cura do VIH através de transplantes de células estaminais, mas é importante salientar que esta abordagem é um procedimento médico invasivo, complexo e arriscado e que ainda não é vista como uma estratégia viável para ser aplicada aos milhões de pessoas que vivem com o VIH a nível mundial. Além disso, como esta mutação CCR5 é muito rara (cerca de 1% da população em geral), as hipóteses de encontrar um dador de células estaminais adequado são muito reduzidas.

"Apesar dos desafios de exequibilidade, este novo caso de remissão do VIH é uma notícia muito entusiasmante e continuará a dinamizar a agenda da investigação sobre a cura do VIH, recordando-nos o seu potencial para vencer o VIH", afirma a Dra. Meg Doherty, Diretora dos Programas Globais de VIH, Hepatite e IST da OMS.

Sobre a abordagem de transplante duplo de células estaminais

O transplante duplo de células estaminais (ou haplo-cord) é uma nova estratégia de transplante que envolve a transfusão de células estaminais do cordão umbilical de recém-nascidos, complementada com células estaminais da medula óssea de um dador adulto. Este processo de transplante duplo tem sido utilizado em alguns indivíduos com cancros de alto risco e requer uma correspondência de amostras de antigénios leucocitários humanos (HLA) menos restritiva do que os transplantes apenas de células estaminais de adultos, além de tornar o procedimento de transplante mais rápido e seguro. Neste caso, as células do cordão umbilical tinham a mutação CCR5 e as células estaminais adultas também não necessitavam de uma correspondência HLA idêntica, o que é especialmente difícil de obter em doentes de ascendência africana ou mestiça.

Doenças da fertilidade

Em 2011, dois investigadores, Katsuhiko Hayashi et al. , demonstraram, numa experiência com ratinhos, que é possível formar espermatozóides a partir de iPSC. Conseguiram criar crias saudáveis e férteis em ratinhos inférteis. A experiência também foi bem sucedida em ratinhos fêmeas, onde as iPSCs formaram óvulos totalmente funcionais. Os jovens adultos em risco de perder as suas células estaminais espermatogónias (SSC), na sua maioria doentes com cancro, são o principal grupo-alvo que pode beneficiar da criopreservação e autotransplantação de tecido testicular. Estão disponíveis métodos de congelação eficazes para o tecido testicular adulto e pré-púbere. Qiuwan et al. forneceram provas importantes de que o transplante de células epiteliais amnióticas humanas (hAEC) pode melhorar eficazmente a função ovárica através da inibição da apoptose celular e da redução da inflamação no tecido ovárico lesionado de ratinhos, podendo ser uma estratégia promissora para a gestão da insuficiência ou falência ovárica prematura em mulheres sobreviventes de cancro. Para já, chegar a tratamentos de infertilidade bem sucedidos em humanos parece ser apenas uma questão de tempo, mas há vários desafios a ultrapassar. Em primeiro lugar, o processo tem de ser altamente eficiente; em segundo lugar, as hipóteses de formação de tumores em vez de óvulos ou espermatozóides têm de ser reduzidas ao máximo. O último obstáculo é a forma de amadurecer espermatozóides e óvulos humanos em laboratório sem os transplantar para condições in vivo, o que poderia causar um risco de tumor ou um procedimento invasivo

Terapia para doenças neurodegenerativas incuráveis

Graças à terapia com células estaminais, é possível não só retardar a progressão de doenças neurodegenerativas incuráveis, como a doença de Parkinson, a doença de Alzheimer (DA) e a doença de Huntington, mas também, e sobretudo, eliminar a origem do problema. Na neurociência, a descoberta das células estaminais neurais (NSC) anulou a ideia anterior de que o SNC adulto não era capaz de realizar neurogénese. As células estaminais neurais são capazes de melhorar a função cognitiva em modelos pré-clínicos de roedores da doença de Alzheimer. Awe et al. derivaram clinicamente iPSCs humanas relevantes a partir de biópsias de punções cutâneas para desenvolver uma abordagem baseada em células estaminais neurais para o tratamento da DA. A degenerescência neuronal na doença de Parkinson é focal e os neurónios dopaminérgicos podem ser gerados eficientemente a partir de hESCs. A DP é uma doença ideal para a terapia celular baseada em iPSC. No entanto, esta terapia ainda se encontra numa fase experimental. Foi utilizado tecido cerebral de fetos abortados em doentes com doença de Parkinson. Embora os resultados não tenham sido uniformes, mostraram que as terapias com células estaminais puras são uma terapia importante e exequível.

Potencial terapêutico das terapias baseadas em vesículas extracelulares

As vesículas extracelulares (EVs) podem ser libertadas por praticamente todas as células de um organismo, incluindo as células estaminais, e estão envolvidas na comunicação intercelular através da entrega dos seus mRNAs, lípidos e proteínas. Como Oh et al. provaram, as células estaminais, juntamente com os seus factores parácrinos - os exossomas -

podem tornar-se potenciais terapêuticas no tratamento, por exemplo, do envelhecimento da pele. Os exossomas são pequenas vesículas membranares segregadas pela maioria das células (301-20 nm de diâmetro). Quando os endossomas se fundem com a membrana plasmática, transformam-se em exossomas que contêm RNAs mensageiros (mRNAs) e microRNAs (miRNAs), algumas classes de RNAs não codificantes (IncRNAs) e várias proteínas provenientes da célula hospedeira. Os IncRNAs podem se ligar a loci específicos e criar reguladores epigenéticos, o que leva à formação de modificações epigenéticas nas células receptoras. Devido a esta caraterística, acredita-se que os exossomas estão implicados na comunicação célula-a-célula e na progressão de doenças como o cancro. Recentemente, muitos estudos demonstraram também a utilização terapêutica de exossomas derivados de células estaminais, por exemplo, em lesões cutâneas e lesões renais ou pulmonares. No envelhecimento da pele, o fator mais importante é a exposição à luz UV, denominada "fotoenvelhecimento", que causa danos extrínsecos na pele, caracterizados por secura, aspereza, pigmentação irregular, lesões e cancros da pele. No envelhecimento intrínseco da pele, por outro lado, a perda de elasticidade é um traço caraterístico. A derme da pele é constituída por fibroblastos, que são responsáveis pela síntese de elementos cruciais da pele, como o procolagénio ou as fibras elásticas. Estes elementos formam a estrutura básica dos constituintes da matriz extracelular da derme da pele ou desempenham um papel importante na elasticidade do tecido. A eficiência e a abundância dos fibroblastos diminuem com o envelhecimento. As células estaminais podem promover a proliferação de fibroblastos dérmicos através da secreção de citocinas como o fator de crescimento derivado das plaquetas (PDGF), o fator de crescimento transformador β (TGF-β) e o fator de crescimento básico dos fibroblastos. Huh et al. mencionaram que um meio de células estaminais derivadas do líquido amniótico humano (hAFSC) afectou positivamente a regeneração da pele após fotoenvelhecimento induzido por ondas longas de UV (UVA, 315-400 nm), aumentando a proliferação e a migração de fibroblastos dérmicos. Descobriu-se que, para além da indução da fisiologia dos fibroblastos, o transplante de hAFSC também melhorava as doenças em casos de patologia renal, vários cancros ou acidentes vasculares cerebrais.[5]

Após várias décadas de experiências, a terapia com células estaminais está a tornar-se um magnífico fator de mudança para a medicina. Utilização de células estaminais pluripotentes de massa celular interna e sua estimulação para se diferenciarem em tipos de células desejados Zakrzewski et al. (Stem Cell Research & Therapy (2019) 10:68 Page 16 of 22) Com cada experiência, as capacidades das células estaminais estão a crescer, embora ainda existam muitos obstáculos a ultrapassar. De qualquer forma, a influência das células estaminais na medicina regenerativa e na transplantologia é imensa. Atualmente, as doenças neurodegenerativas não tratáveis têm a possibilidade de se tornarem tratáveis através da terapia com células estaminais. A pluripotência induzida permite a utilização de células do próprio doente. Os bancos de tecidos estão a tornar-se cada vez mais populares, uma vez que reúnem células que são a fonte da medicina regenerativa numa luta contra as doenças actuais e futuras. Com a terapia com células estaminais e todos os seus benefícios regenerativos, estamos mais aptos a prolongar a vida humana do que em qualquer outro momento da história

BANCO DE CÉLULAS ESTAMINAIS
Banca comunitária

O banco de sangue do cordão umbilical é uma solução abrangente que proporciona proteção ao bebé, ao irmão, aos pais e aos avós contra todas as doenças tratáveis por células estaminais. [5]

Benefícios do banco comunitário de células estaminais

Probabilidade mais elevada de encontrar células estaminais compatíveis:

Com mais de 50 000 unidades de células estaminais de origem indiana a serem preservadas todos os anos (sem contar com o inventário existente de 200 000 unidades que podem ser adicionadas à comunidade), o banco comunitário de células estaminais pode, no prazo de 5 anos, atingir o limiar em que >90% dos doentes encontram um dador compatível.

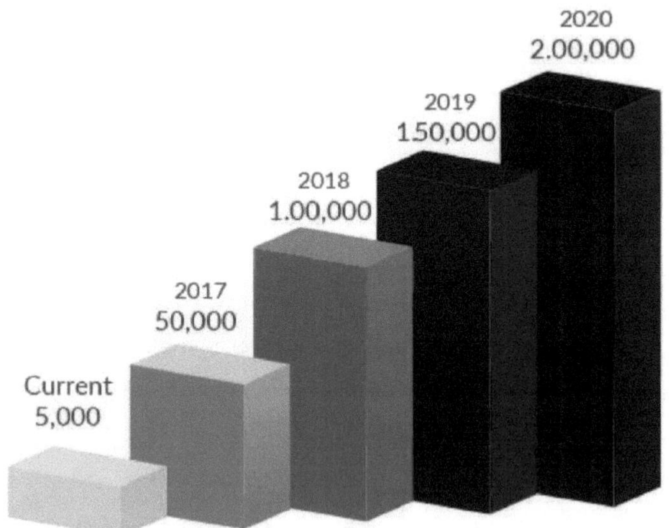

Aumento dos bancos de células estaminais na Índia

Levantamentos ilimitados:

Os membros da família podem aceder a células estaminais compatíveis do banco comunitário sempre que necessário, sem quaisquer restrições quanto ao número de unidades, proporcionando assim uma proteção abrangente a toda a família.

Acesso livre:

Não há custos adicionais de células estaminais para os membros da família quando são necessárias para transplante. O pagamento inicial para armazenar as células estaminais do bebé à nascença é a única coisa que custa.

Disponibilidade imediata para transplante:

As células estaminais preservadas do sangue do cordão umbilical podem ser recuperadas imediatamente para transplante, sem qualquer outra dependência da disponibilidade ou consentimento dos dadores.

Benefícios da Banca Comunitária

O Banco Comunitário de Células Estaminais oferece à família benefícios únicos de utilização e recuperação enquanto acede às unidades de sangue do cordão umbilical preservadas para transplantes de células estaminais

Expansão das células estaminais:

Expansão clínica de células estaminais para fornecer um volume maior, se necessário, para transplante

Manutenção:

Caixa de aço inoxidável super-resistente:

O kit é feito de aço inoxidável resistente com uma resistência à tração que é mais de 700 vezes superior à resistência à tração do termocol.

Isolado a vácuo Manutenção da temperatura:

Isto mantém a amostra à temperatura óptima para o transporte até 72 horas, altura em que as amostras estão em segurança nos laboratórios.

Amigo do ambiente:

Os kits de aço são duráveis e destinam-se a durar muito tempo. São recicláveis e reduzem a pegada de carbono.

À prova de contaminação:

Os kits são completamente selados. Isto evita a infiltração de água e mantém as suas amostras secas, higiénicas e seguras contra a contaminação.

Tecnologia de ensaio e processamento:

Quando a amostra chega ao laboratório, é registada, testada para doenças infecciosas e avaliada quanto à viabilidade e esterilidade da contagem de células. Após os testes, as amostras são processadas através de uma série de técnicas para separar as células estaminais das amostras de sangue do cordão umbilical.

Normas de ensaio:

A credibilidade das normas de ensaio depende dos seguintes parâmetros:

- Código de barras
- Automatização
  - Interface
  - Acreditação

Sangue do cordão umbilical

Antes do armazenamento:

- Grupo sanguíneo do cordão umbilical e tipagem Rh,
- Valor do hematócrito,
- Contagem total de células nucleadas,
- Contagem total de células mononucleares,
- Contagem total de células CD34,
- Viabilidade das células estaminais CD34,
- Esterilidade e
- Volume de sangue do cordão umbilical recolhido

Durante o período de inscrição na Comunidade:

- Tipagem HLA para unidades elegíveis no prazo de 2 anos após o parto

Amostra de sangue materno

Testes para:

- VIH,

- Hepatite B e C,

- Sífilis,

- Malária,

- CMV (IgG+IgM),

- HTLV I&II,

- Agrupamento sanguíneo

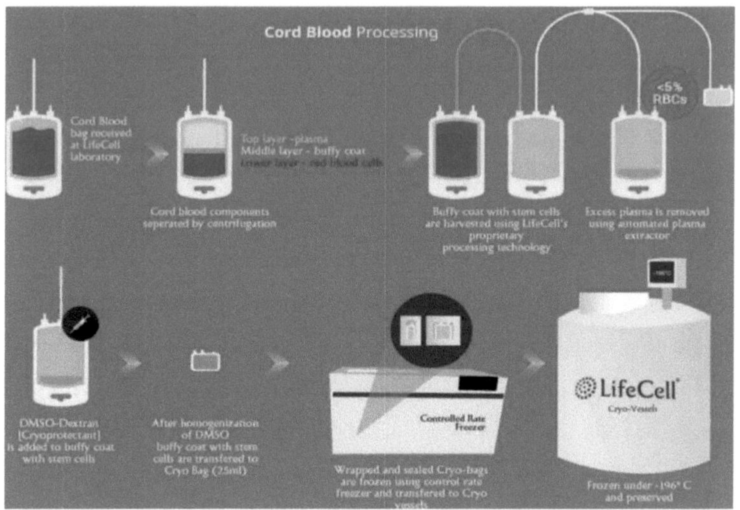

Como funciona o processamento personalizado

Para que as células estaminais do tecido do cordão umbilical estejam prontas para futuros tratamentos, o fabrico em grande escala de células estaminais mesenquimais (MSCs) derivadas do cordão umbilical para tratamentos tornar-se-á um tratamento padrão no futuro.

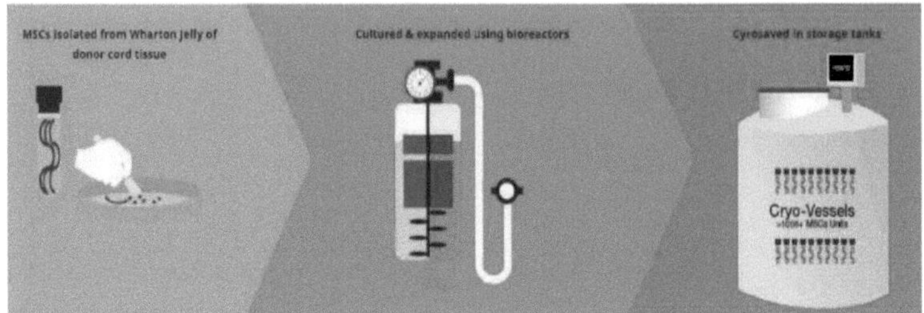

Como é que as MSC serão fabricadas em grande escala

Estas MSCs são provenientes de dadores que não fazem parte do banco comunitário de células estaminais e estarão prontamente disponíveis para os clientes existentes para terapias aprovadas quando necessário. Não é necessária qualquer tipagem HLA para que as células estaminais mesenquimais possam ser utilizadas em ensaios clínicos aprovados.

Vantagem da preservação e recuperação

Destaques do processo de preservação:

As células estaminais colhidas são misturadas com uma solução de crio-preservação, armazenadas em sacos compartimentados, congeladas lentamente e colocadas em recipientes a -196° Celsius. Após todo o processo, é enviado um certificado de preservação a todos os pais e um relatório de preservação anual de rotina com actualizações mensais da temperatura é também partilhado para registo do cliente.

Processo de recuperação e vantagens

As células estaminais preservadas só podem ser libertadas para terapias aprovadas a pedido de um médico transplantador e é feita uma verificação da tipagem HLA entre o dador e o recetor. Antes da libertação, as células estaminais são testadas quanto à sua potência e viabilidade e, se necessário, é efectuada uma expansão livre das células estaminais. As células estaminais são depois enviadas por transportadoras especiais para qualquer local do mundo para transplante.

Armazenamento de células estaminais do sangue do cordão umbilical

A preservação das células estaminais do cordão umbilical consiste na recolha do "resto" do sangue do cordão umbilical da placenta e do cordão umbilical após o parto e o corte do cordão.

Este sangue é enviado para um banco onde é processado e conservado por congelação em azoto líquido a uma temperatura de -195°C.

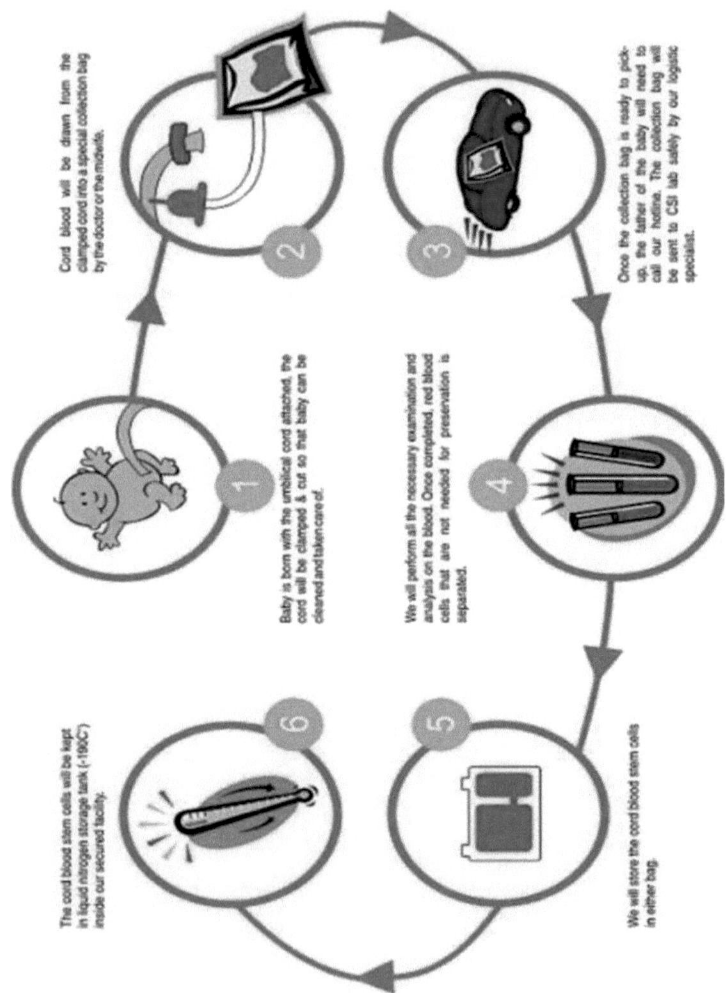

Recolha de células estaminais do sangue do cordão umbilical

5. APLICAÇÕES EM MEDICINA DENTÁRIA

BMMSCs	Bone marrow-derived mesenchymal stem cells
MSCs	Mandible (also maxilla) stem cells
DPSCs	Dental pulp stem cells
SHEDs	Stem cells from human exfoliated deciduous teeth
PDLSC	Periodontal ligament stem cells
DFSCs	Dental follicle stem cells
TGPCs	Tooth germ progenitor cells;
SCAPs	Stem cells from the apical papilla
OESCs	Oral epithelial progenitor/stem cells
GMSCs	Gingiva-derived MSCs
PSCs	Periosteum-derived stem cells;
SGSCs	Salivary gland-derived stem cells

Tabela 5.1 Abreviaturas das populações de células estaminais

As células estaminais, quer sejam derivadas de tecidos adultos ou das formas celulares mais antigas, são muito promissoras e vão muito além da medicina regenerativa. Os dentistas estão na vanguarda do envolvimento dos seus pacientes em terapias potencialmente capazes de salvar vidas, derivadas das suas próprias células estaminais localizadas em dentes decíduos ou permanentes. Em 2000, o Instituto Nacional de Saúde mencionou a descoberta de células estaminais adultas nos terceiros molares impactados e de células estaminais ainda mais resistentes nos dentes decíduos, oferecendo assim a perspetiva de regeneração da dentina e/ou da polpa dentária; serão utilizados suportes biologicamente viáveis para a substituição do osso e da cartilagem orofaciais e das glândulas salivares defeituosas, que podem ser parcial ou totalmente regeneradas. O banco de dentes baseia-se na firme convicção de que a medicina personalizada é a via mais promissora para o tratamento de doenças e lesões difíceis que ocorrem ao longo da vida. Os indivíduos têm diferentes oportunidades em diferentes fases da sua vida para armazenar as suas valiosas células. Estudos recentes demonstraram que **as células estaminais de dentes decíduos esfoliados humanos**

(SHED)[4] têm uma maior capacidade de se desenvolverem em vários tipos de tecidos do corpo em comparação com outros tipos de células estaminais.

As células estaminais adultas são multipotentes, porque o seu potencial está normalmente limitado a uma ou mais linhagens de células especializadas. Não estão sujeitas à controvérsia ética que está associada às CTE. As células estaminais adultas podem ser recuperadas a partir do seguinte

1. Células estaminais mesenquimais derivadas da medula óssea: Os transplantes de medula óssea foram as primeiras terapias bem sucedidas com células estaminais. Atualmente, a colheita de células estaminais do sangue periférico está a ser utilizada em vez da aspiração da medula óssea.

2. Células estaminais adultas derivadas do tecido adiposo: Também foram isoladas da gordura humana, normalmente através do método de lipoaspiração.

3. Células estaminais do cordão umbilical: São derivadas do sangue do cordão umbilical.

4. Células estaminais derivadas do líquido amniótico: Podem ser isoladas a partir de aspirados de amniocentese durante o rastreio genético ou recolhidas na altura do parto. A reprogramação bem sucedida de células somáticas humanas diferenciadas para um estado pluripotente permitiria a criação de células estaminais específicas de doentes e doenças, demonstrando assim a capacidade de gerar uma grande quantidade de células estaminais como fonte de células autólogas, que podem ser utilizadas para regenerar tecidos específicos de doentes e parecem também minimizar a necessidade de células ES. Foram utilizadas várias técnicas para alterar a expressão genética nas

células estaminais, que incluem a transfecção celular por electroporação, a administração de lípidos ou de partículas biolíticas, bem como a transdução celular através da administração de genes mediada por vírus. Os métodos de transfecção e nucleofecção foram experimentados em laboratório utilizando plasmídeos, com uma proteína de fluorescência verde melhorada (eGFP) como repórter.[4]

5. Células estaminais dentárias: São as células estaminais mais acessíveis. São isoladas da polpa dentária de dentes saudáveis, tanto primários como permanentes, do ligamento periodontal, incluindo a região apical dos dentes em desenvolvimento, e de outras estruturas dentárias. As células estaminais craniofaciais, incluindo as células estaminais dentárias (CED), têm origem nas células da crista neural e nas células mesenquimatosas durante o desenvolvimento.

Dois tipos principais de células estão envolvidos na formação do tecido duro dentário: Os ameloblastos derivados do epitélio que formam o esmalte e os odontoblastos de origem mesenquimal que são responsáveis pela produção de dentina.

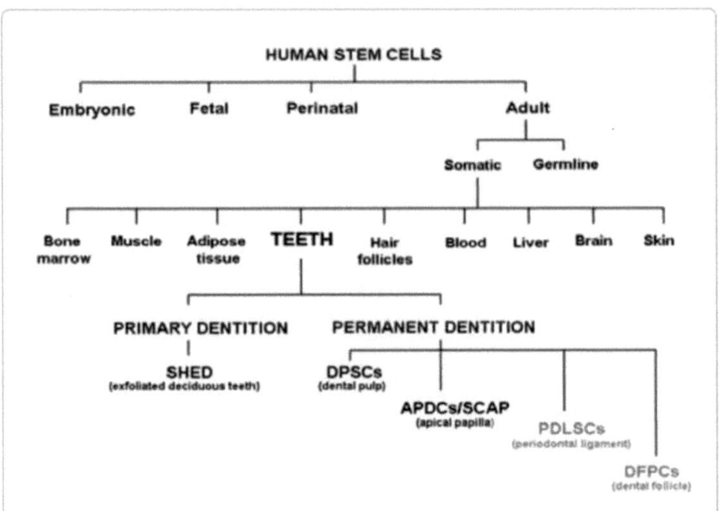

Fluxograma 5.1 Diferentes células estaminais humanas

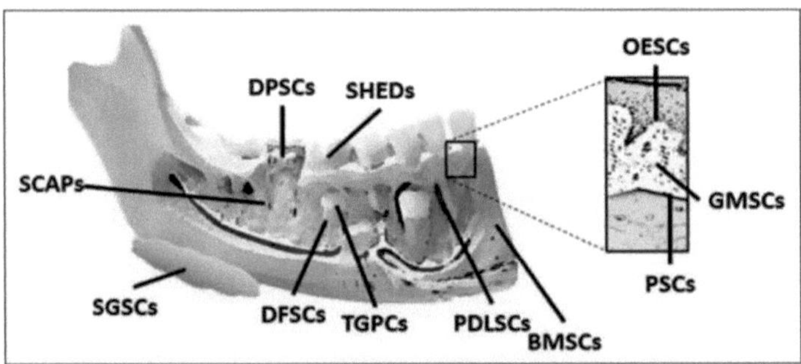

Figura 5.1- Localização das populações de células estaminais de desenvolvimento e pós-natais na região dentária e craniofacial, indicando as fontes de isolamento

Células estaminais epiteliais - Embora tenham sido feitos progressos significativos com as células estaminais mesenquimais, não existe informação disponível sobre a utilização de células estaminais epiteliais em humanos, porque os ameloblastos e os precursores dos ameloblastos são eliminados logo após a erupção. A tecnologia das células estaminais parece ser a única possibilidade de recriar uma superfície de esmalte.

As células estaminais mesenquimais - (MSC) possuem uma elevada capacidade de auto-renovação e o potencial de se diferenciarem em linhagens mesodérmicas, formando assim cartilagem, osso, tecido adiposo e músculo esquelético, e participam na formação de muitas estruturas craniofaciais. As MSC podem ser utilizadas autologicamente sem preocupação de imunorejeição, uma vez que podem ser isoladas de doentes que necessitam de tratamento.

Os seguintes progenitores mesenquimais dentários foram utilizados para fins de engenharia dentária:

SHED (Células estaminais de dentes decíduos esfoliados humanos)

Estas células são imaturas, células não especializadas nos dentes que são capazes de crescer em tipos de células especializadas através de um processo chamado "diferenciação". Em 2003, Miura et al. isolaram células da polpa dentária decídua, que eram altamente proliferativas e clonogénicas. Abbas et al., 2008, investigaram que os dentes SHED eram de origem da crista neural. Verificou-se que os SHEDs expressavam marcadores precoces de células estaminais mesenquimais (STRO-1 e CD146). Estas células apresentavam uma elevada plasticidade, uma vez que se podiam diferenciar em adipócitos, condrócitos, osteoblastos e neurónios in vitro. Após implantação in vivo, as células SHED podiam induzir a formação de osso ou dentina, mas, em contraste com as células estaminais da polpa dentária (DPSC), não conseguiam produzir um complexo dentina-polpa e representavam uma população imatura de células estaminais multipotentes.[4]

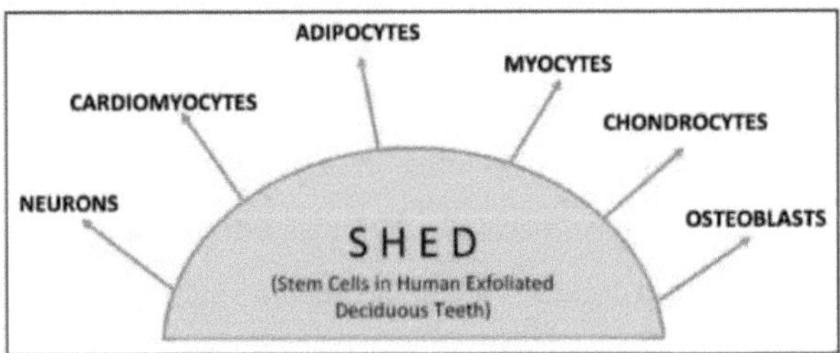

Figura 5.2 Populações de células estaminais humanas derivadas de SHED

DPSCs adultas

As DPSCs adultas são isoladas da polpa dentária adulta e contêm precursores capazes de formar odontoblastos sob sinais apropriados, como materiais de hidróxido de cálcio ou fosfato de cálcio, que contêm materiais de revestimento da polpa utilizados por um dentista para tratamento. O objetivo terapêutico in vivo destas células estaminais adultas continua por explorar.

Células estaminais do ligamento periodontal

As células estaminais do ligamento periodontal (PDLSCs) têm um potencial de diferenciação em várias linhagens e são capazes de sofrer fenótipos adipogénicos, osteogénicos e condrogénicos in vivo. As PDLSCs são isoladas do PDL separado das raízes do terceiro molar humano impactado e expressam STRO-1 e CD 146. Seo, et al.,2004, demonstrou que a própria PDL contém progenitores que podem ser activados para se auto-renovarem e regenerarem outros tecidos como o cemento e o osso alveolar. No entanto, formaram nódulos calcificados esparsos em comparação com as DPSCs[4]

Células estaminais da parte apical da papila

Em 2006, Sonoyama et al. isolaram uma nova população de células estaminais dentárias e chamaram-lhes células estaminais da parte apical da papila (SCAPs). As SCAPs são células clonogénicas semelhantes a fibroblastos, mas têm uma taxa de proliferação mais elevada do que as DPSCs. À semelhança de outras células estaminais dentárias, as SCAP expressam os marcadores de superfície mesenquimais iniciais, STRO-1 e CD146. Tal como no caso das DPSC, quando as SCAP foram transplantadas para ratinhos imunocomprometidos numa matriz transportadora adequada, formou-se uma estrutura típica semelhante à polpa dentária, com células semelhantes a odontoblastos.

Células estaminais do folículo dentário

Em 2005, Morsczeck et al. isolaram células estaminais do folículo dentário de terceiros molares humanos, que expressavam os marcadores de células estaminais Notch1, STRO-1 e nestina. Um estudo in vitro demonstrou o potencial das DFPCs para sofrerem diferenciação osteogénica, adipogénica e neurogénica. Após a implantação in vivo, as células do folículo dentário imortalizadas foram capazes de recriar um novo ligamento periodontal (PDL).[4]

Células estaminais mesenquimais derivadas da medula óssea

As células estaminais mesenquimais derivadas da medula óssea (BMSC) têm origem na mesoderme. Podem ser obtidas a partir de várias outras fontes, como a membrana sinovial e o periósteo, mas continua por explorar qual a fonte que pode ser utilizada para um desenvolvimento dentário ótimo, para aplicação clínica. As BMSC são capazes de formar in vivo cemento, PDL e osso alveolar, após implantação em tecidos periodontais defeituosos. Assim, constituem uma fonte alternativa de MSC para o tratamento de doenças periodontais. As células estaminais dentárias têm uma vantagem sobre as CTE no tratamento de doenças, porque são menos susceptíveis de se transformarem em teratomas (tumores) quando transplantadas. No entanto, a limitação da utilização de DSC reside no facto de ser difícil colher uma grande quantidade de células estaminais dos dentes, de ser necessário um técnico profissional para a extração, o isolamento e a cultura, e de demorar mais tempo a cultivar células estaminais mesenquimatosas a partir do tecido ativo dos dentes.[4]

Banco de células estaminais dentárias

A chave para o sucesso da terapia com células estaminais é colher as células e armazená-las em segurança até que um acidente ou uma doença exija a sua utilização. O banco de dentes não é muito popular, mas a tendência está a ganhar terreno, principalmente nos países desenvolvidos. No ano de 2003, o Dr. Songtao Shi, um dentista pediátrico, conseguiu isolar, cultivar e preservar a capacidade regenerativa das células estaminais dentárias, utilizando os dentes decíduos da sua filha de seis anos de idade, a que chamou SHED. A investigação existente demonstrou que os dentes decíduos são uma melhor fonte de células estaminais terapêuticas para utilização em medicina regenerativa do que os dentes do siso e os dentes extraídos ortodonticamente.[4]

Vantagens do banco SHED

1. Proporciona um transplante autólogo para toda a vida

2. Procedimento simples e indolor

3. As células SHED são complementares às células estaminais do sangue do cordão umbilical

4. Útil para os familiares próximos do dador.

5. Não estão sujeitas às mesmas preocupações éticas que as células estaminais embrionárias.

Utilizações em Endodontia

Com base nos princípios básicos da engenharia de tecidos, Peter Murray et al. identificaram várias áreas principais de investigação que podem ter aplicações no desenvolvimento destas técnicas, que são

A. Conceito de revascularização do canal radicular através da coagulação sanguínea

Vários relatos de casos documentaram a revascularização dos sistemas de canais radiculares necróticos através da desinfeção seguida do estabelecimento de hemorragia no sistema de canais através de sobreinstrumentação. A utilização de irrigantes intracanais (NaOCl e clorexdina) juntamente com a colocação de antibióticos (por exemplo, uma mistura de pasta de ciprofloxacina, metronidazol e minociclina), durante várias semanas, é um passo fundamental, uma vez que desinfecta eficazmente os sistemas de canais radiculares e aumenta a revascularização dos dentes avulsionados e necróticos. O processo de revascularização oferece hipóteses negligenciáveis de rejeição imunitária e de transmissão de agentes patogénicos, uma vez que a regeneração do tecido ocorre através das células sanguíneas do próprio paciente. No entanto, algumas limitações críticas desta técnica implicam a necessidade de cautela, uma vez que a fonte de tecido regenerado não foi identificada e também a concentração e composição das células presas no coágulo de fibrina são imprevisíveis. São necessários estudos clínicos em animais e mais estudos clínicos para investigar o potencial desta técnica, antes de poder ser recomendada para uso geral em pacientes.[4]

B. Terapia pós-natal com células estaminais

O processo consiste na injeção de células estaminais pós-natais (derivadas da pele, mucosa bucal, gordura e osso) em sistemas de canais radiculares desinfectados após a abertura do ápice. Este processo tem muitas vantagens, como a colheita e entrega de células estaminais autógenas por seringa, sendo relativamente fácil; e o potencial destas células para induzir a regeneração de nova polpa. No entanto, existem várias desvantagens, como o facto de as células poderem ter uma baixa taxa de sobrevivência e poderem migrar para diferentes locais do corpo. Em vez disso, todos os três elementos (células, factores de crescimento e suporte) devem ser considerados, para maximizar o potencial de sucesso da regeneração pulpar.

C. Implantação de polpa

As células da polpa podem ser cultivadas em filtros de membrana biodegradáveis para transformar culturas de células bidimensionais em tridimensionais. A facilidade de cultivar estas células em filtros no laboratório, para avaliação da citotoxicidade de materiais de teste, é reconhecida como a principal vantagem deste sistema de entrega. Os potenciais problemas associados à implantação de lâminas de tecido pulpar cultivado prendem-se com o facto de requerer procedimentos especializados para uma aderência adequada às paredes do canal radicular. Como as lâminas de células carecem de vascularização, apenas a porção apical dos sistemas de canais receberá estes constructos celulares, sendo os sistemas de canais coronais preenchidos com scaffolds capazes de suportar a proliferação celular.[4]

D. Implantação e entrega de andaimes

Um scaffold deve conter factores de crescimento, Proteína Morfogénica Óssea (BMP), factores de crescimento de fibroblastos e factores de crescimento endotelial vascular, para ajudar à proliferação e diferenciação das células estaminais, para além de ter nutrientes que promovam a sobrevivência e o crescimento das células, bem como antibióticos para evitar qualquer crescimento bacteriano nos sistemas de canais. Os materiais de suporte podem ser naturais ou sintéticos, biodegradáveis ou permanentes. Os materiais sintéticos, como o ácido poliláctico, o ácido poliglicólico e a policaprolactona, degradam-se no corpo humano e têm sido utilizados com êxito para fins de engenharia de tecidos. As limitações consistem na dificuldade de obter uma elevada porosidade e uma dimensão regular dos poros. Os hidrogéis são suportes injectáveis que podem ser administrados por seringa e têm o potencial de serem não invasivos e fáceis de administrar nos sistemas de canais radiculares. Apesar destes avanços, encontram-se numa fase inicial da investigação. Para tornar os hidrogéis mais práticos, a investigação está a centrar-se em torná-los fotopolimerizáveis para formarem estruturas rígidas depois de implantados no local do tecido.[4]

E. Impressão de células tridimensionais

A técnica de impressão celular tridimensional pode ser utilizada para posicionar com precisão as células, de modo a que estas tenham o potencial de criar construções de tecido que imitem a estrutura natural do tecido da polpa dentária.

A orientação cuidadosa da construção de tecido pulpar durante a colocação nos sistemas de canais radiculares limpos e modelados de acordo com a sua assimetria apical e coronal é o principal requisito para o sucesso da técnica. No entanto, as primeiras investigações ainda não demonstraram que a impressão celular tridimensional pode criar tecido funcional in vivo.

F. Terapia genética

Esta técnica envolve a introdução de um gene que codifica uma proteína terapêutica nas células, que podem então expressar a proteína alvo. Uma revisão recente discutiu a utilização da entrega de genes na endodontia regenerativa. Rutherford, no seu estudo, utilizou polpas de furão com BMP-7 de ratinho transfectada com cDNA (ADN complementar), mas não conseguiu produzir uma resposta reparadora, sugerindo mais investigação sobre o potencial da terapia genética da polpa. Embora os sistemas de administração viral tenham sido utilizados com sucesso numa vasta gama de tecidos, apresentam sérios riscos para a saúde, incluindo o risco de mutagénese, carcinogénese e de provocar reacções imunitárias em resposta a infecções virais ou proteínas virais. Atualmente, os potenciais benefícios e desvantagens são em grande parte teóricos. Huang, et al. exploraram em ratos que o tecido semelhante à polpa pode ser regenerado de novo num espaço de canal radicular esvaziado por células estaminais da papila apical e da polpa dentária que dão origem a células semelhantes a odontoblastos, produzindo tecido semelhante à dentina nas paredes dentinárias existentes através de abordagens baseadas em células estaminais/progenitoras e tecnologias de engenharia de tecidos.

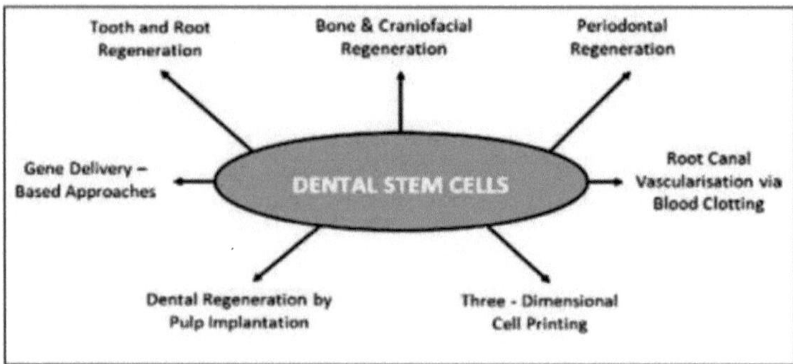

Fluxograma 5.2 Utilizações das células estaminais dentárias

Utilizações em Periodontologia

A utilização de factores de crescimento e de diferenciação para regenerar os tecidos periodontais é a abordagem de engenharia de tecidos mais popular. Até à data, vários factores de crescimento, incluindo os membros da superfamília dos factores de crescimento transformante-b (TGF-b), tais como a proteína morfogenética óssea-2 (BMP-2), BMP-6, BMP-7, BMP-12, TGF-b, factores básicos de crescimento de fibroblastos (bFGF) e factores de crescimento derivados de plaquetas (PDGF), têm sido utilizados como uma abordagem baseada em proteínas para regenerar os tecidos periodontais. Kramer, et al. demonstraram que o tecido semelhante ao PDL pode ser desenvolvido a partir de células progenitoras periodontais e de células estaminais mesenquimais em contacto com factores PDL ou com o próprio tecido. Kawaguchi e colegas, 2004, utilizaram MSCs derivadas da medula óssea em combinação com atelocolagénio para a regeneração de tecidos periodontais em defeitos de furca de classe III, em cães, e concluíram que seriam necessários estudos adicionais utilizando diferentes materiais de suporte e uma gama variada de concentração de células para obter resultados conclusivos. Embora tenham sido encontrados resultados encorajadores para a regeneração dos tecidos periodontais em numerosas investigações clínicas, existem limitações no que respeita à administração tópica de proteínas. As tecnologias de administração dupla de factores de crescimento poderiam ser úteis na engenharia de tecidos periodontais.

Utilizações em cirurgia maxilo-facial oral para reconstrução craniofacial

As células estaminais foram utilizadas na engenharia de tecidos de uma articulação temporomandibular de forma humana. Alhadlaq e Mao, utilizaram células derivadas de MSC encapsuladas num hidrogel de diacrilato de poli {etilenoglicol} que foi moldado num côndilo mandibular humano adulto em camadas estratificadas mas integradas de cartilagem e osso. Os enxertos osteocondrais, com a forma de ATMs humanas, foram implantados em ratinhos imunodeficientes durante 12 semanas. Após a colheita, os côndilos da articulação mandibular com engenharia de tecidos mantiveram a sua forma e dimensões. De acordo com Pittenger, et al., as MSC derivadas da medula óssea estão atualmente a ser consideradas para a reparação do osso craniofacial e até para a substituição ou regeneração dos tecidos orais. A reconstrução de defeitos craniofaciais e dentários utilizando MSC evita muitas das limitações das técnicas de auto-enxerto e de aloenxerto. Estão a ser realizados estudos clínicos com células estaminais para o aumento do rebordo alveolar e defeitos ósseos longos. Os enxertos ósseos vascularizados também estão a ser desenvolvidos com células estaminais, e

a reconstrução da mandíbula ressecada de um paciente foi efectuada com esta técnica[4]

Alterações na expressão de marcadores de células estaminais em lesões da mucosa oral e no carcinoma espinocelular oral

Apesar do papel fundamental das células estaminais na homeostasia do epitélio oral, a localização desta população de células no tecido é incerta. A forma como a doença influencia estas células in vivo também continua por elucidar. Kose, et al., 2007, num estudo, descreveram a expressão de seis marcadores putativos de células estaminais, ou seja, integrinas a 6 e b 1, proteoglicano de sulfato de condroitina associado ao melanoma (MCSP), NG2, o homólogo de rato do MCSP humano, notch 1 e queratina 15 (k15), no epitélio bucal normal e mostraram que a sua expressão estava alterada em doenças da mucosa oral, líquen plano oral e lesões hiperqueratóticas orais. Isto sugere que a expressão de marcadores de células estaminais pode ser alterada por sinalização patológica nestas lesões. São essenciais mais estudos sobre estas perturbações moleculares para compreender o papel fundamental das células estaminais adultas na patogénese das doenças benignas da mucosa. Chiou, et al., no seu estudo, sugere que a identificação de uma subpopulação rara de células cancerígenas, denominadas células estaminais cancerígenas, do carcinoma espinocelular oral (OSCC) facilita a monitorização, a terapia ou a prevenção do OSCC. As células estaminais do cancro oral enriquecidas (OC-SLC) expressaram marcadores de células estaminais/progenitoras em grande medida, bem como os genes do transportador ABC (Oct-4, Nanog, CD117, Nestin, CD 133 e ABCG2), que apresentaram capacidades acrescidas de migração/ invasão/malignidade in vitro e in vivo. O autor concluiu que os doentes triplamente positivos para Nanog/Oct-4/CD133 previam o pior prognóstico de sobrevivência dos doentes com CCEO.[4]

Aplicação de células estaminais dentárias na regeneração de tecidos não dentários

Fang, et al., 2007, demonstraram que as PDLSC podiam formar quantidades substanciais de fibras de colagénio e melhorar as rugas faciais em ratinhos. Otaki, et al., 2007, referiram que as células da polpa dentária produziam osso quando implantadas em locais subcutâneos de ratinhos imunocomprometidos com HA/TCP (hidroxiapatite/fosfato tricálcico) em pó como suporte. Nosrat, et al., 2001, relataram que o enxerto de tecidos de polpa dentária na medula espinal hemisecada aumenta o número de motoneurónios sobreviventes, indicando uma bioatividade funcional dos factores neurotróficos derivados da polpa dentária, salvando motoneurónios in vivo.

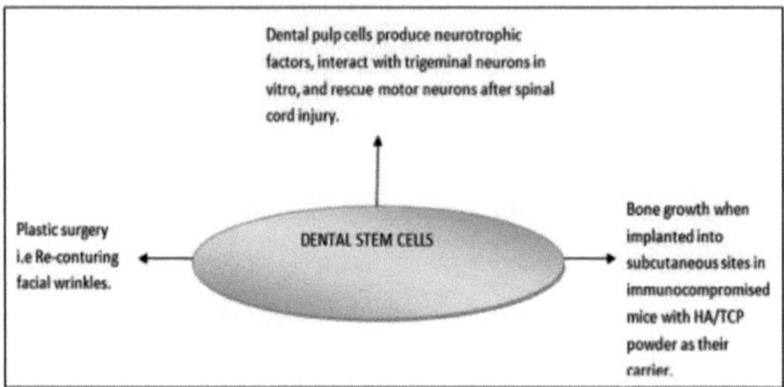

Figura 3: Utilização de células estaminais dentárias na regeneração de tecidos não dentários

LISTA DAS VÁRIAS FORMAS DE APLICAÇÃO DAS CÉLULAS ESTAMINAIS NO DOMÍNIO MÉDICO E DENTÁRIO

APPLICATIONS	MECHANISM	SPECIFIC DISEASES/ CONDITIONS
Haematopoietic stem cell transplantation		lukemias
Stem cells as an alternative for arthroplasty		osteoarthritis
Cell-based therapies	Induction of stem cells to produce, replace and regenerate lost tissue	macular degenerations,strokes, osteoarthritis, neurodegenerative diseases, and diabetes
A cure for HIV	dual stem cell transplant (i.e., an umbilical cord blood transplant combined with a half-matched bone marrow transplant)	AIDS with acute myelogenous leukemia.
Fertility diseases	human amniotic epithelial cell (hAEC) transplantation	Young adults at risk of losing their spermatogonial stem cells (SSC), mostly cancer patients
Therapy for incurable neurodegenerative diseases	neural stem cells (NSCs)	Parkinson's disease
Therapeutic potential of extracellular vesicle-based therapies	Exosomes, RNAs,epigenetic regulators	skin ageing

Concept of root canal revascularization via blood clotting	mesenchymal stem cells (MSCs)	Pulpal necrosis
Postnatal stem cell therapy	postnatal stem cells (derived from skin, buccal mucosa, fat, and bone)	disinfected root canal systems after the apex is opened for regeneration
Pulp implantation	pulp cells can be grown on biodegradable membrane filters to transform two-dimensional into three-dimensional cell cultures	
Scaffold implantation and delivery	A scaffold should contain growth factors, Bone Morphogenic Protein (BMP), fibroblast growth factors, and Vascular endothelial growth factors, to aid stem cell proliferation and differentiation	To form Hydrogels are injectable scaffolds that can be delivered by syringe and have the potential to be noninvasive and easy to deliver into root canal systems.
Three-dimensional cell printing	technique can be used to precisely position cells	Orientation of cells in apical and coronal asymmetry
Gene therapy	involves a gene encoding a therapeutic protein being introduced into the cells, which can then express the target protein	regenerative dentistry
MSCs for bone defects	bone marrow–derived MSCs in combination with atelocollagen for regeneration of periodontal tissues	Periodontal defects like Class III furcations, 1 wall defects

Regeneration of condyle, TMJ AND CRANIOFACIAL STRUCTURES	MSC-derived cells encapsulated in a poly {ethylene glycol} diacrylate hydrogel	tissue engineering of a human-shaped temporomandibular joint
Application of dental stem cell for regeneration of non-dental tissues	PDLSCs	Neurons, epithelium, Subcutnaeus tissue

6. CÉLULAS ESTAMINAIS E ORTODONTIA

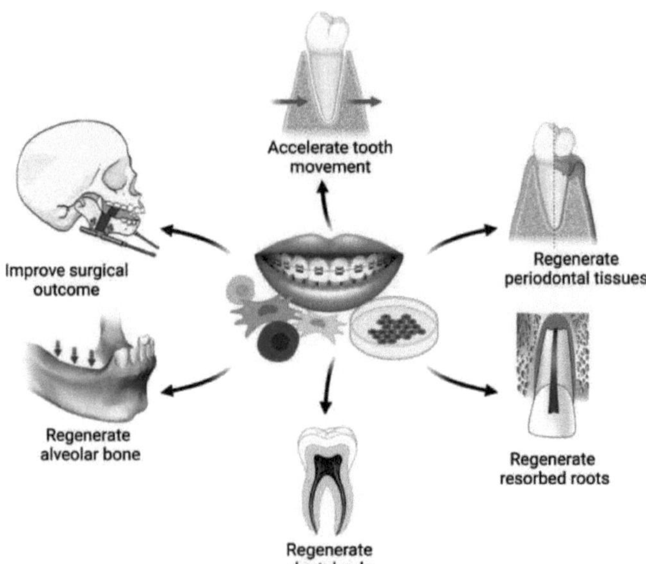

Fig 6.1 Células estaminais em ortodontia

A ortodontia envolve o tratamento das más oclusões dentárias e a correção das deformidades dento-faciais. O objetivo do tratamento ortodôntico é obter uma estética facial e melhorar a qualidade de vida relacionada com a saúde oral. A prevalência da má oclusão dentária varia em diferentes comunidades e tem sido relatada como sendo de 22,5% a 93%. O tratamento ortodôntico das más oclusões tem várias deficiências, como o tempo de tratamento prolongado, a reabsorção radicular apical, o movimento dentário limitado ao osso alveolar e a dificuldade em ultrapassar os defeitos periodontais.[6]

Uma vez que a extração de dentes decíduos ou de dentes pré-molares ou do siso permanentes é uma intervenção comum no tratamento ortodôntico de más oclusões, as fontes de SCs dos dentes poderiam ser obtidas sem morbilidade adicional. Vários estudos revelaram o potencial de diferenciação e proliferação das células estaminais mesenquimais (MSCs) obtidas da polpa dentária, do ligamento periodontal ou de dentes decíduos humanos esfoliados. Atualmente, as MSC podem ser consideradas como "tendências de investigação" no campo da biologia e da medicina e a sua aplicação na medicina regenerativa está a crescer. Algumas modalidades envolvem a plantação direta de MSCs no local do defeito, enquanto outras utilizam suportes adequados para apoiar as células. Na engenharia do tecido ósseo, as MSC são transportadas por um suporte osteocondutor e diferenciadas em células osteogénicas utilizando factores de crescimento osteoindutores. Têm sido utilizados vários tipos de suportes e factores de crescimento para a regeneração de defeitos ósseos craniofaciais, incluindo defeitos ósseos relacionados com a ortodontia. O objetivo do presente estudo foi rever as aplicações dos SCs no tratamento de defeitos e deformidades dentofaciais e propor possíveis vantagens da terapia com SCs na melhoria dos tratamentos ortodônticos.

APLICAÇÕES EM ORTODONTIA

Para avaliar as utilizações dos SCs em ortodontia, foram revistas as evidências actuais relativas à aplicação dos SCs na expansão das limitações do movimento dentário ortodôntico (OTM), no movimento dentário em defeitos periodontais, na aceleração do OTM e no tratamento da reabsorção radicular externa (RRE).[6]

Envelope alargado de discrepância

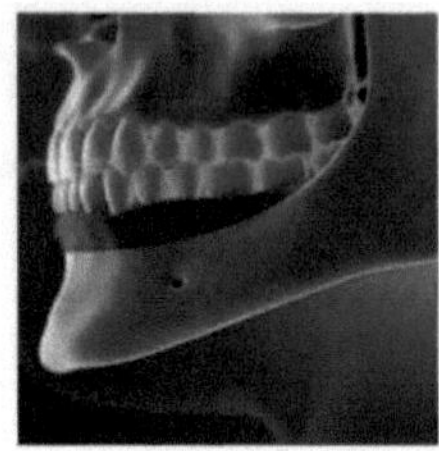

A extensão do tratamento ortodôntico é limitada por vários factores, incluindo a anatomia do osso alveolar, as pressões exercidas pelos tecidos moles, os níveis de fixação dos tecidos periodontais, as forças neuromusculares e as relações lábio-dente. A gama milimétrica anteroposterior, vertical e transversal de possibilidades de tratamento em ortodontia pode ser expressa como um "envelope de discrepância". A recessão gengival ocorre secundariamente a uma deiscência do osso alveolar, se os tecidos sobrejacentes forem submetidos a tensões durante o tratamento ortodôntico além desse envelope. Os locais em que o córtex ósseo vestibular ou lingual e o tecido gengival de cobertura são finos, como os incisivos inferiores em pacientes com queixo proeminente e compensação sob a forma de inclinação lingual destes dentes, estão particularmente expostos ao risco de defeitos ósseos como fenestrações e deiscências. As células estaminais têm o potencial de gerar diferentes tecidos, incluindo osso, pelo que a terapia com células estaminais é uma abordagem promissora para a regeneração do osso alveolar. Alguns trabalhos de investigação aplicaram a terapia com células estaminais no caso do aumento do rebordo ósseo em seres humanos e utilizaram principalmente células da medula óssea. O resultado da regeneração do osso alveolar mostrou uma tendência para aumentar a formação óssea. Assim, os métodos de regeneração óssea que utilizam SCs podem constituir uma abordagem para expandir as limitações do envelope de discrepância. Como hipótese, com base nos resultados dos estudos de aumento do osso alveolar, poderá ser possível, com a ajuda da osteogénese baseada em células estaminais, aumentar horizontalmente o rebordo para alargar a extensão do movimento dentário e ultrapassar alguns limites anatómicos.

Regeneração periodontal

As complicações periodontais são um dos efeitos secundários mais reais ligados à ortodontia. Podem apresentar-se sob várias formas, desde a gengivite à periodontite, deiscências, fenestrações, pregas interdentárias, recessão ou sobrecrescimento gengival, triângulos negros. A regeneração periodontal tem sido definida como a formação de novo cemento, osso alveolar e um ligamento periodontal funcional numa superfície radicular previamente doente. As abordagens de tratamento actuais incluem a utilização de cirurgia, regeneração tecidular guiada (RTG), preenchimentos ósseos e factores de crescimento e aplicação de moléculas bioactivas para induzir a regeneração. Com base na capacidade potencial diferencial das SCs e na sua capacidade de renovação por mitose, estas têm a qualidade de regenerar tecidos danificados, pelo que podem ser utilizadas para a regeneração do periodonto. Os defeitos periodontais podem ser uma situação desafiante tanto antes como depois do tratamento ortodôntico. Por um lado, devido ao número crescente de pacientes adultos que procuram tratamento ortodôntico, encontrar pacientes com problemas periodontais pode ser um problema potencial para todos os profissionais. Foi sugerido que, ao mover os dentes para defeitos infra-ósseos, podemos conseguir a regeneração do aparelho de inserção. Assim, com a combinação de tratamentos de regeneração periodontal, como o GTR e o OTM, pode ser possível reduzir os defeitos infra-ósseos e melhorar a saúde periodontal. Por outro lado, os defeitos periodontais como a fenestração, a deiscência e a perda de inserção estão entre as complicações comuns dos tratamentos ortodônticos. Foram publicados vários relatórios sobre a aplicação de SCs para a regeneração dos tecidos periodontais. Num estudo, as SCs pluripotentes induzidas foram implantadas num modelo de defeito de fenestração periodontal em ratos com um suporte de fibroína de seda em combinação com um gel derivado da matriz de esmalte. Como resultado, foi observada uma maior taxa de formação de cemento e osso alveolar. Além disso, foi demonstrado que as feridas tratadas com células estaminais mesenquimais derivadas da medula óssea (BM-MSC) exibiram um encerramento significativamente acelerado da ferida, com aumento da reepitelização, da celularidade e da angiogénese. Noutro estudo, o meio condicionado (CM) obtido a partir de PDLSCs foi transplantado para um modelo de defeito periodontal em ratos e, consequentemente, as PDLSCCM melhoraram a regeneração periodontal, suprimindo a resposta inflamatória através da produção de TNFa. A incubação de PDLSCs induzidas com proteínas não colagénicas da dentina in vivo revelou que se formaram tecidos semelhantes ao cemento ao longo da superfície da dentina radicular condicionada quimicamente, aumentou a atividade da fosfatase alcalina (ALP), aumentou a mineralização da matriz e aumentou a expressão de genes associados à mineralização. Um estudo revelou que as PDLSC autólogas obtidas a partir de dentes extraídos de porcos em miniatura e transplantadas para as áreas de defeitos periodontais criados cirurgicamente eram capazes de regenerar os tecidos periodontais, conduzindo a um tratamento favorável da periodontite. Num estudo in vivo, as PDLSCs foram colocadas em esponjas de colagénio adequadas e implantadas em defeitos periodontais de ratos nus imunodeficientes, tendo sido observada a formação de tecido semelhante ao ligamento periodontal, fibras de colagénio e elementos ósseos. Noutro estudo in vivo, as folhas de PDLSCs foram transferidas para um modelo de periodontite de porco em miniatura. Foi conseguida uma regeneração significativa do tecido periodontal tanto no transplante autólogo como no transplante alogénico de

PDLSCs. A utilização de membrana amniótica para transferir PDLSCs para regeneração periodontal num modelo periodontal de rato como um novo método de transplante também está a ser sugerida num estudo. De acordo com os estudos supramencionados, as PDLSC adultas humanas são capazes de regenerar elementos de osso e colagénio, uma vez que a periodontite é uma doença crónica, podendo beneficiar de tais terapias baseadas em células estaminais. Assim, a utilização do transplante de PDLSC em terapias periodontais pode reduzir o tempo de tratamento e melhorar os resultados, com o consequente conforto do doente. No entanto, devido à estrutura complexa do periodonto, a regeneração é um procedimento viável, mas complicado, e pode necessitar de SCs pluripotentes e de mais investigações.[6]

OTM acelerado

A OTM é conseguida através da remodelação do ligamento periodontal (PDL) e do osso alveolar em resposta a uma carga mecânica. O evento inflamatório inicial nos locais de compressão é causado pela constrição da microvasculatura do PDL, resultando numa necrose focal, seguida pelo recrutamento de osteoclastos dos espaços medulares adjacentes. Estes osteoclastos são maioritariamente derivados de SCs hematopoiéticas. Assim, as SCs poderiam ser utilizadas para acelerar a OTM, fornecendo células progenitoras. O desenvolvimento de novos métodos para acelerar a OTM tem sido procurado pelos clínicos como forma de encurtar os tempos de tratamento, reduzir os efeitos adversos como a dor, o desconforto, as cáries dentárias e as doenças periodontais, e minimizar os danos iatrogénicos como a reabsorção radicular e o subsequente desenvolvimento de dentes não vitais. Existem métodos cirúrgicos, como a terapia ortodôntica facilitada cirurgicamente ou a corticotomia, a ortodontia osteogénica acelerada periodontalmente e alguns procedimentos não cirúrgicos, como a administração sistémica/local de substâncias químicas como o fator de crescimento epidérmico, a hormona paratiroide, a 1,25-dihidroxi vitamina d 3, a osteocalcina e as prostaglandinas, a vibração por ressonância, o campo magnético estático ou pulsado e a terapia de irradiação laser de baixa intensidade. Num estudo, foi observado um aumento de células progenitoras PDL com expressão suprimida de colagénio tipo I (Col-I) durante a aplicação de força ortodôntica, enquanto que após a retirada da força a expressão de Col-I aumentou, o que sugere que as PDLSCs são capazes de responder a forças mecânicas ortodônticas com expressão suprimida de colagénio. Esta capacidade das SCs poderia ser usada para acelerar a OTM em resposta a forças ortodônticas. Quando a força ortodôntica é aplicada, o movimento dentário é impedido até que a necrose seja removida, levando à manifestação clínica de um período de atraso. Hipoteticamente, o transplante de SCs em locais de pressão pode acelerar o processo, resultando na aceleração do TOM.

Estudos demonstraram que o transplante de células estaminais derivadas do tecido adiposo (ASCs) para o PDL pode aumentar a taxa de OTM através da estimulação das células estaminais residentes no PDL (PDLSCs) para acelerar a reorganização do PDL e a remodelação óssea, ou através de efeitos diretos das MSCs nos tecidos. As ASC têm um elevado potencial de diferenciação osteogénica e periodontal e podem ser transplantadas para a PDL de uma forma minimamente invasiva *através de* injecções infiltrativas ou intraligamentares. As PDLSCs são também mecanossensíveis e contribuem para a remodelação periodontal e óssea durante a OTM .

A nível molecular, marcadores inflamatórios como a interleucina-11 (IL-11) são produzidos pelas PDLSCs em resposta a forças mecânicas, e estas moléculas regulam a proliferação e diferenciação de osteoclastos e osteoblastos. Assim, a influência sobre a disponibilidade e a atividade destas moléculas pode permitir um controlo mais previsível da remodelação alveolar associada à OTM. Da mesma forma, estudos *in vivo* e *in vitro* demonstraram relações entre as prostaglandinas, particularmente a Prostaglandina E2, e o movimento dentário acelerado quando submetido a forças como na terapia ortodôntica. A via Wnt/β-catenina altamente conservada, que é ubíqua no desenvolvimento embrionário e em muitas células adultas auto-renováveis, é activada por estimulação mecânica e mantém a homeostase óssea durante a OTM . Com mais investigação, as futuras terapias poderão ser capazes de acelerar a OTM através do transplante de MSCs autólogas para o periodonto, ou através do controlo das MSCs endógenas residentes através da manipulação farmacológica das vias de sinalização relevantes.

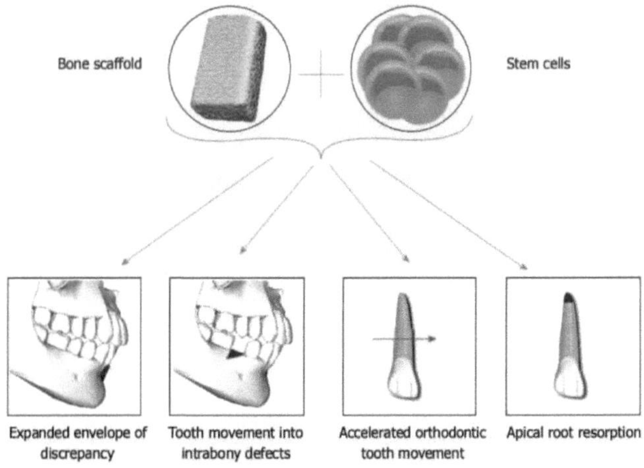

Fig. 6.2 Aplicações das células estaminais em ortodontia

ERR

Reabsorção radicular externa

Durante o movimento dentário ortodôntico, é desejável ter uma atividade osteoblástica regulada para construir ou restaurar a integridade do osso alveolar enquanto os dentes se movem através do ligamento periodontal, e também é desejável regular a atividade osteoclástica para facilitar o movimento dentário.

No entanto, é indesejável aumentar a atividade cementoclástica ou odontoclástica para minimizar a reabsorção radicular. Uma vez que esta ocorre, até ao momento, não existe nenhuma técnica disponível que possa restaurar raízes reabsorvidas. A questão que pode surgir aos cientistas é: as células progenitoras mesenquimais, vulgarmente conhecidas como células estaminais mesenquimais (MSCs), podem ser utilizadas para regenerar raízes dentárias reabsorvidas? Em caso afirmativo, que fonte de MSCs pode ser utilizada: células estaminais da medula óssea (BMSCs), células estaminais PDL, células estaminais gengivais ou qualquer outra fonte de células estaminais? Quais são os possíveis desafios que os clínicos podem enfrentar na utilização dessa terapia com MSCs? Por outras palavras, será que os médicos podem, no futuro, ter um laboratório de células estaminais na sua clínica para fornecer essa terapia celular nas suas clínicas ou consultórios? Algumas das respostas a estas perguntas serão abordadas de seguida.

A utilização de células estaminais para regenerar os tecidos dentários e periodontais tem suscitado um interesse crescente a nível mundial. Têm sido utilizados diferentes tipos de células estaminais para regenerar defeitos periodontais e para a engenharia de tecidos dentários.[21] As células estaminais humanas do PDL e as células estaminais da medula óssea demonstraram ser capazes de regenerar defeitos do PDL em ratos e em cães beagle. As células semelhantes a fibroblastos da PDL podem melhorar a cicatrização de fenestrações radiculares, prevenir a reabsorção radicular e induzir a formação de cemento em cães. As células PDL podem ser diferenciadas em fenótipos osteogénicos, adipogénicos e neurais. Estas células também expressam fenótipos osteoblásticos sob carga intermitente *in vitro*.

As técnicas actuais que utilizam células estaminais na regeneração da raiz do dente obtiveram sucessos preliminares, mas ainda apresentam desvantagens significativas. Em particular, a morbilidade do local do dador é um problema para as técnicas que requerem células estaminais do PDL. São necessárias melhores fontes de células pluripotentes para a regeneração dos tecidos do PDL e para os tratamentos OITRR.

Os fibroblastos gengivais (FGs) são promissores na regeneração dentária e do PDL, devido à sua acessibilidade. Os FGs podem ser utilizados para melhorar a gengiva fixada e para aumentar a vascularização *in vivo*. Além disso, os FGs têm sido utilizados para a reconstrução da papila dentária em humanos, utilizando uma técnica de injeção. Os FGs podem inibir a formação de osteoclastos *in vitro*, e esta propriedade é reforçada por uma carga mecânica. Os FGs têm caraterísticas de células estaminais e podem ser diferenciados *em* células osteogénicas e adipogénicas, fenótipos neurais e células semelhantes a cementoblastos *in vitro*.

Num estudo recente intitulado "Effects of mesenchymal stem cell transfer on orthodontically induced root resorption and orthodontic tooth movement during orthodontic arch expansion protocols: an experimental study in rats" (Efeitos da transferência de células estaminais mesenquimais na reabsorção radicular induzida ortodonticamente e no movimento dentário ortodôntico durante protocolos de expansão da arcada ortodôntica: um estudo experimental em ratos), verificou-se que a transferência de MSC para a PDL durante a expansão aumentou a quantidade de OTM. A injeção de MSC durante o período de retenção foi considerada ligeiramente mais eficaz na prevenção e/ou reparação da OIRR do que a transferência de MSC durante o período de expansão.

As terapias futuras podem procurar promover a atividade das PDLSC para contrariar e reparar a reabsorção radicular durante a OTM. Até agora, experiências em modelos animais demonstraram efeitos benéficos da transferência de ASCs para o PDL de dentes sujeitos a forças ortodônticas: foi encontrado um efeito protetor significativo contra a OIIRR em ratos, sugerindo que as MSCs transferidas não só se diferenciaram em osteoblastos ou cementoblastos, mas também activaram PDLSCs endógenas para contribuir para a reparação. Uma variedade de tipos de MSC [incluindo da medula óssea, PDL, folículos dentários (DFCs) e polpa dentária] foram diferenciadas com sucesso em células semelhantes a cementoblastos e aumentaram a formação de cemento. Os odontoblastos foram derivados com êxito de uma série de MSC derivadas da polpa dentária; as DFC mostram uma capacidade de regeneração da dentina superior à das PDLSC, produzindo tecidos dentinários mais completos e capazes de fazer crescer tecido radicular e periodontal em estudos pré-clínicos *in vitro* e *in vivo*. As células estaminais de dentes decíduos esfoliados humanos (SHEDs) demonstraram possuir uma capacidade de diferenciação odontogénica semelhante à das DFCs em experiências *in vivo*, com a vantagem adicional de possuírem métodos de colheita simples; consequentemente, o interesse da investigação centra-se na exploração do potencial das SHEDs para a regeneração bio-radicular.

As células estaminais podem ser aplicadas em defeitos radiculares *através de* transplante em scaffolds, em pellets celulares ou diretamente injetadas. Materiais como o aluminato de cálcio podem ser utilizados para enriquecer os suportes porosos, aumentando a deposição da matriz mineral e reforçando o potencial odontogénico das células estaminais semeadas. Além disso, a investigação pode explorar as citocinas e outras moléculas de sinalização para melhorar a formação de tecidos: a força mecânica ativa a IL-11 para estimular marcadores específicos de osteoblastos e cementoblastos nas MSC, indicando o seu papel na indução da diferenciação das MSC em osteoblastos ou cementoblastos durante o movimento dentário. Uma maior elucidação da comunicação intercelular e inter-tecidos que ocorre naturalmente permitirá um melhor controlo da reparação e regeneração dos tecidos dentários.

Com a literatura atual, os progenitores mesenquimais gengivais, também conhecidos como células estaminais, podem ser uma futura fonte de células para a regeneração de raízes dentárias severamente reabsorvidas devido ao tratamento ortodôntico.

Como discutimos acima, o segundo desafio na ortodontia é conhecido como modificação do crescimento. Para produzir técnicas confiáveis, reprodutíveis e válidas que possam efetivamente produzir a modificação do crescimento em todos os pacientes, é importante entender a ciência (base molecular) por trás da modificação do crescimento; ou melhor, para minimizar a discrepância esquelética da mandíbula. A cartilagem condilar do maxilar inferior é classificada como uma cartilagem secundária, e vários estudos *in vitro* e *in vivo* demonstraram que são necessários estímulos biomecânicos para o crescimento normal dessa cartilagem. Além disso, o crescimento mandibular pode ser inibido pela injeção intra-articular de papaína na articulação temporomandibular (ATM).

Os tratamentos recentes para mandíbulas subdesenvolvidas em animais e humanos em crescimento incluem aparelhos de salto de mordida, também conhecidos como aparelhos funcionais (FAs). Este procedimento é conhecido como modificação do crescimento da mandíbula. Experiências recentes com animais demonstraram um aumento significativo da ossificação endocondral (formação de osso dentro da cartilagem em crescimento) no côndilo mandibular em resposta à protrusão mandibular com FAs. No entanto, um ensaio clínico recente demonstrou que os AF aumentam o comprimento da mandíbula em mais 2 mm do que um grupo de controlo sem tratamento com AF.

De forma controversa, outros ensaios clínicos de terapia bite-jumping demonstraram que não houve aumento substancial do crescimento, ou que o crescimento mandibular aumentou apenas na fase inicial, com o fenótipo de crescimento da mandíbula retornando ao seu padrão original posteriormente. Curiosamente, foi relatado que os aparelhos bite-jumping aumentam o número de células estaminais mesenquimais replicantes em ratos em crescimento, tanto nos côndilos mandibulares como na fossa glenoide (as "cavidades" pouco profundas no crânio para as articulações dos côndilos mandibulares).

Num artigo relacionado, foi demonstrada pela primeira vez uma correlação entre a aplicação de um aparelho bite-jumping como estimulador mecânico dos côndilos e o número de células estaminais nos côndilos mandibulares e na fossa glenoide. Este estudo também relatou:
(1) que o número de células mesenquimais num determinado local determina normalmente o potencial de crescimento ósseo nessa área; e
(2) que o número de células mesenquimais na fossa glenoide estava diretamente correlacionado com a quantidade de osso produzido durante o crescimento natural e o avanço mandibular.

Estes relatórios levantaram a hipótese de que a falta de células estaminais nativas no côndilo mandibular e na fossa glenoide contribuiu para o subdesenvolvimento das mandíbulas; consequentemente, técnicas futuras que possam promover o recrutamento de células estaminais para os côndilos e para a fossa glenoide podem estimular o crescimento mandibular para além do que é geneticamente determinado.

Caso das células estaminais utilizadas no tratamento ortodôntico

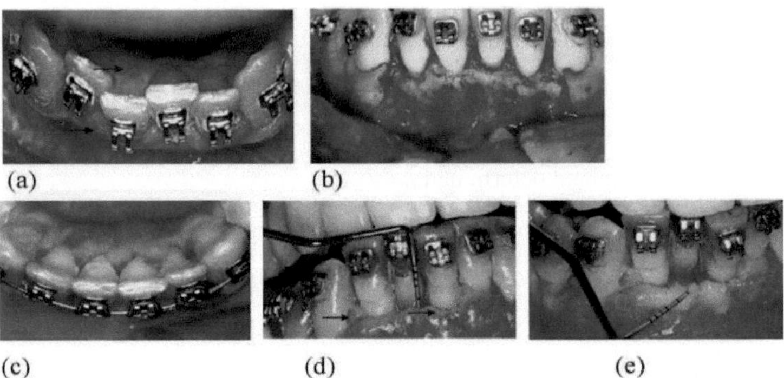

(a)   (b)

(c)   (d)   (e)

Figura6.4 Paciente AA (a-d), um homem de 22 anos de idade, apresentava apinhamento dos incisivos mandibulares, tal como definido pelo método "OldThink", "deficiência no comprimento do arco", que pode ditar a extração de pré-molares. O método "NewThink" utiliza a dimensão mais facial do alvéolo, o espaço entre as setas pretas em (a), como ponto de referência para o "espaço disponível" para o qual os dentes podem ser movidos. (e,f) Paciente EO. (e) A nova inserção é visível por detrás de uma linha de incisão amadurecida (com uma seta).

(f) O acúmulo de tecido escuro no dente é o curativo cirúrgico periodontal. (Fonte: Neal C. Murphy, Departamentos de Ortodontia e Periodontia, Faculdade de Medicina Dentária da Universidade Case Western Reserve, Cleveland, Ohio, EUA. Usado com permissão).

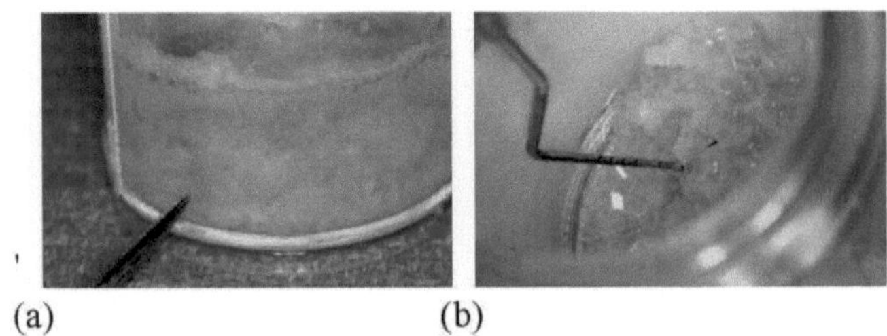

(a)   (b)

Figura 6.5 (a) A embalagem congelada contendo um aloenxerto de células estaminais mesenquimais (hMSC). (b) O sobrenadante, que actua como criopreservante. Este criopreservante também actua como o meio essencial mínimo (MEM) que mantém a viabilidade das células vivas (células osteoprogenitoras e estaminais viáveis) após a descongelação na cadeira. O aloenxerto (ao nível da ponta do instrumento clínico) assentou no fundo do recipiente. (c) Depois de o sobrenadante ser vertido, o aloenxerto de MSC é mergulhado num "banho" de clindamicina 150 mg/mL. (Fonte: www.UniversityExperts.com.)

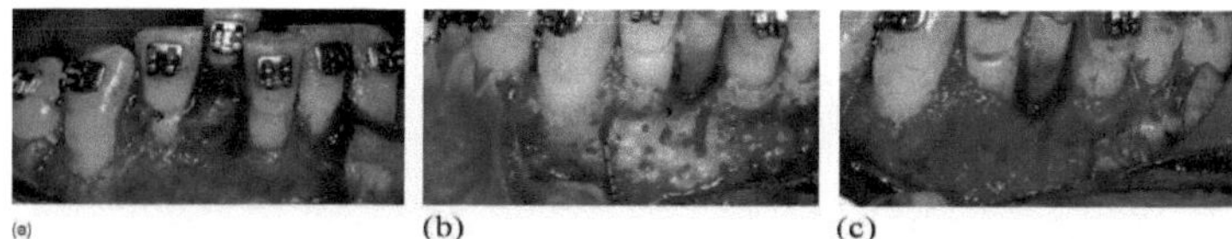

Figura 6.6 Este caso demonstra que o chamado "periodonto comprometido" não é menos passível de movimentação dentária ortodôntica, decorticação alveolar selectiva, ortodontia osteogénica periodontalmente acelerada ou enxertos de hMSC do que uma dentição saudável, desde que todos os elementos infecciosos nas raízes sejam eliminados. (a) Aspeto antes da decorticação e da eliminação do tecido infetado. (b) Note como a decorticação pontual e linear liberta as células mesenquimais endógenas com cerca de 2-3 mm de penetração na esponjosa, incluindo o defeito infra-ósseo periodontal (seta). (c) A hemorragia ativa deve ser evidente antes de o aloenxerto de MSC ser colocado no leito recetor de osso alveolar labial decorticado. (Fonte: www.UniversityExperts.com.)

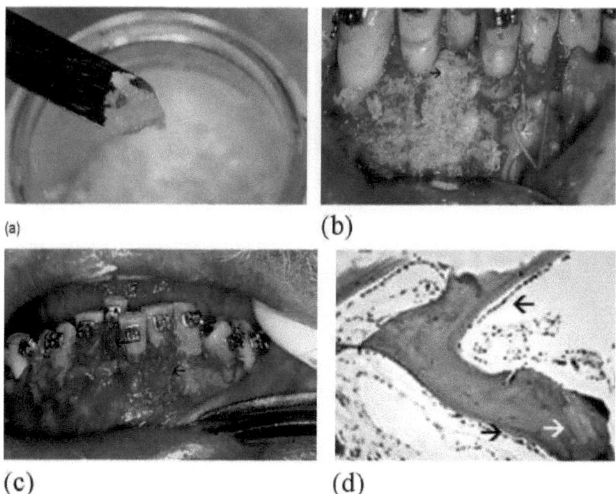

Figura 6.8 (a) A espátula estéril transporta aloenxertos de células estaminais mesenquimais humanas (hMSC). (b) O aloenxerto de células estaminais é moldado no local recetor preparado (seta preta) e colocado por baixo do retalho mucoperiosteal suturado de forma solta. A sutura de fecho contínuo (seta branca) é então passada sobre as MSCs como um fio de bolsa. (c) Após a sutura ter posicionado coronalmente o retalho cirúrgico para o paciente EO e ter mantido o enxerto contra o osso alveolar labial descorticado, uma cobertura de cianoacrilato (setas pretas) assegura a imobilização do retalho e a segurança das suturas. (d) A análise histológica confirma a cicatrização normal do osso de novo com células de revestimento ósseo viáveis (setas

pretas) e restos da matriz de células estaminais viáveis (seta branca)

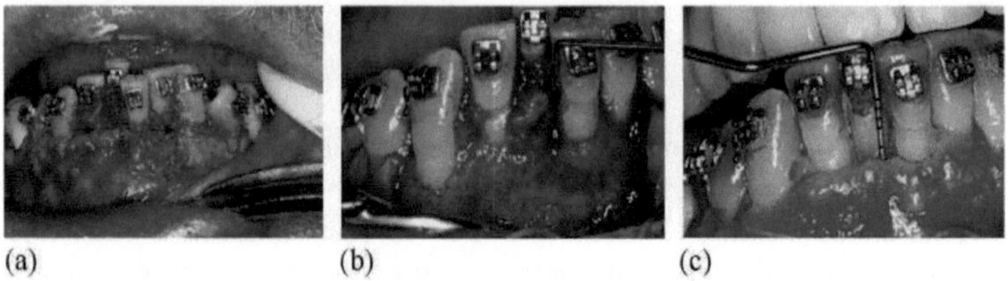

(a)   (b)   (c)

Figura 6.9 (a) O retalho suturado é fixado com uma manta (seta preta) de adesivo tecidual (cianoacrilato) quando o fechamento primário vestíbulo-lingual não é possível. (b,c) O ganho de inserção documenta a eficácia das técnicas (note a nova posição elevada da sonda periodontal na Figura 21.18c). (Fonte: www.UniversityExperts.com.)

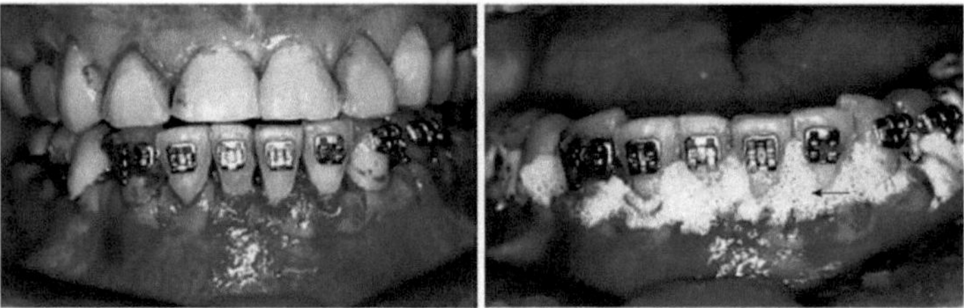

Fig 6.10 as fotografias pós-cirúrgicas

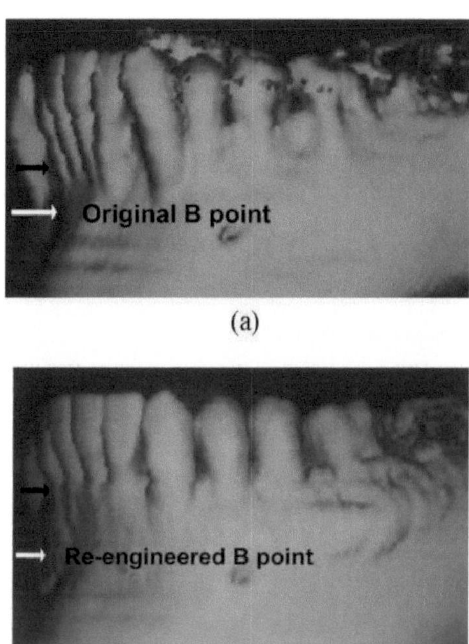

(a)

(b)

Figura 6.11 (a,b) Esta figura demonstra um tipo de reengenharia para um novo fenótipo, mas ainda dentro de um espetro de potencial genotípico e recém-projetado para conter a posição da raiz do dente. Isto exemplifica a validade da hipótese da matriz funcional de Moss, que explica como as raízes dos dentes são a "matriz funcional" (modelo) para o novo osso alveolar, novo ponto B (seta branca) e uma crista alveolar reposicionada coronalmente (seta preta).

7. CÉLULAS ESTAMINAIS EM ORTOPEDIA DENTO-FACIAL

Para avaliar as utilizações das SCs em ortopedia dento-facial, foi discutida a aplicação das SCs no tratamento de anomalias dento-faciais e distúrbios da articulação temporomandibular (ATM), bem como o seu possível papel na osteogénese de distração (DO) e na expansão maxilar.

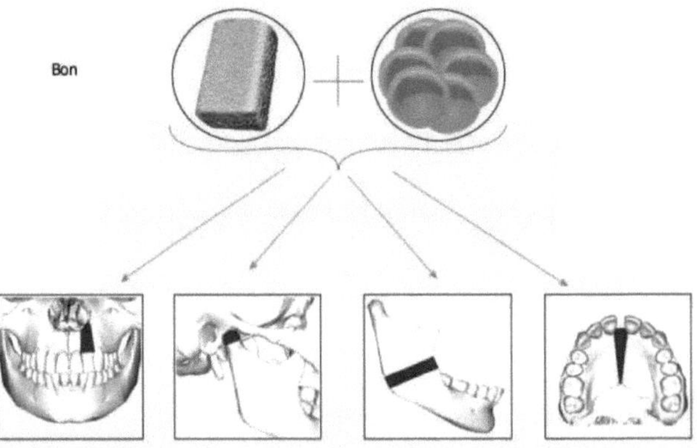

Anomalias dento-faciais

As deformidades craniofaciais, como as malformações congénitas e de desenvolvimento e as resultantes de traumatismos, ressecção de tumores e não união de fracturas, são problemas clínicos comuns em cirurgia craniofacial, de difícil resolução. As técnicas cirúrgicas actuais em várias combinações, autógenas, alogénicas e de materiais protéticos, têm sido utilizadas para conseguir a reconstrução óssea e de tecidos moles. Estas abordagens têm várias complicações, tais como recursos autógenos insuficientes, morbilidade da zona dadora, irregularidades de contorno, dor pós-operatória, custos adicionais, tempo cirúrgico longo e reabsorção pós-cirúrgica, transmissão de doenças, histoincompatibilidade importante, doença do enxerto contra hospedeiro (GVHD), imunossupressão, resultados imprevisíveis para a formação de tecidos e infeção de material estranho. Para ultrapassar estas complicações, a regeneração de tecidos com base em células estaminais oferece uma abordagem promissora para proporcionar uma estratégia terapêutica avançada e fiável para a reconstrução de tecidos craniofaciais. Na presente revisão, são apresentadas abordagens regenerativas para dois tipos de anomalias craniofaciais: fenda labial e palatina (FLP) (para regeneração de tecidos duros) e microssomia hemifacial (HFM) (para regeneração de tecidos moles). A FLP é uma das anomalias congénitas mais prevalentes que resulta da falha de fusão do processo nasal e das prateleiras oropalatinas. A prevalência desta malformação é de 0,36-0,83 em 1000 bebés nascidos vivos. Os pacientes com FLP podem apresentar defeitos no osso alveolar, problemas de deglutição e pronúncia, deformidade facial, falta de dentes e deformidade maxilar. A reparação do osso alveolar malformado é fundamental para o encerramento da fístula oronasal, a unificação da maxila, a erupção dentária e o suporte da base alar. O tratamento padrão de ouro para a reconstrução alveolar em pacientes com FLP é o enxerto de osso esponjoso autógeno, uma vez que são imunologicamente inertes e potenciais fornecedores de células com propriedades osteocondutoras e osteoindutoras. O local mais comum para a aquisição de osso autógeno para enxerto é a crista ilíaca anterior. A taxa de sucesso global do enxerto ósseo da crista ilíaca na fenda alveolar, no que respeita à reabsorção óssea, é de 88%[34]. Com o advento das técnicas de engenharia de tecidos, estão disponíveis alternativas às técnicas tradicionais de enxerto ósseo da crista ilíaca. Foi demonstrado que as MSC têm a capacidade de formar novo osso quando transplantadas. Alguns relatórios de casos e estudos de séries de casos relataram resultados da utilização de MSCs para regenerar a fenda alveolar. O andaime composto de mineral ósseo desmineralizado e fosfato de cálcio carregado com MSCs mostrou 34,5% de osso regenerado na área da fenda num caso e no outro houve 25,6% de apresentação de integridade óssea. Cerca de 50% de preenchimento do defeito ósseo foi medido após a colocação da estrutura, fator de crescimento e MSCs na área da fenda, enquanto 79,1% de regeneração óssea foi relatada noutro estudo. Os osteoblastos autógenos cultivados em matriz óssea desmineralizada mostraram uma maior redução do tamanho do defeito em comparação com o grupo de controlo. Foi relatada uma correção de cerca de 90% do defeito do palato mole 14 dias após a injeção de MSCs autólogas. O biomaterial semeado com células osteogénicas autógenas na fenda alveolar resultou na erupção espontânea do canino no seu lugar correto após dezoito meses. O ácido poli-L-lático com células estaminais derivadas de gordura diferenciadas osteogenicamente mostrou uma regeneração óssea substancial no defeito palatino. A pontuação média da dor, incluindo a intensidade e a frequência da dor, e a morbilidade do local doador foram as maiores em todos os momentos no enxerto ósseo tradicional da crista ilíaca e as menores em todos os momentos na engenharia de tecidos. Assim, pode concluir-se que os SCs parecem possuir um potencial favorável para a regeneração óssea na região oral e maxilofacial e a sua utilização na reparação de defeitos alveolares, reduz o tamanho do defeito através da formação óssea, tem menos morbilidade pós-operatória em comparação com o enxerto ósseo autógeno e ajuda os dentes na área do defeito a erupcionarem na sua posição correta. A HFM é uma doença congénita rara e multissistémica. É considerada o produto de uma morfogénese anormal unilateral do primeiro e segundo arcos faríngeos. A HFM é uma forma frequente de malformação facial congénita, ficando atrás apenas da fenda labial e palatina[43]. As caraterísticas fundamentais da HFM incluem hipoplasia unilateral do esqueleto craniofacial e dos tecidos moles sobrejacentes[44]. O enxerto autólogo de gordura é considerado para reconstruir defeitos dos tecidos moles no tratamento de malformações congénitas, bem como de malformações pós-traumáticas[45]. Para ultrapassar os problemas associados ao enxerto de gordura, tais como resultados clínicos imprevisíveis e uma baixa taxa de sobrevivência do enxerto, têm sido relatados muitos esforços inovadores e refinamentos das técnicas cirúrgicas[46]. A utilização de células estromais derivadas do tecido adiposo (ASCs) para a regeneração de tecidos tem atraído recentemente a atenção. Os doentes com HFM que foram enxertados com suplementação de ASCs apresentaram 88% de volume de gordura sobrevivente após 6 meses, em comparação com o grupo de controlo, que foi de 54%. Além disso, os volumes residuais dos enxertos enriquecidos com ASCs foram significativamente mais elevados em comparação com o grupo de controlo. Os estudos estão em curso e, à medida que os resultados forem sendo comunicados, será crucial avaliar os resultados a longo prazo destes procedimentos. Os dados actuais sugerem que a utilização de ASCs na reconstrução de tecidos moles pode aumentar a angiogénese, melhorar a sobrevivência dos enxertos e, assim, reduzir a atrofia

Perturbações da articulação temporomandibular

A articulação temporomandibular (ATM) é composta por estruturas ósseas e cartilaginosas. Está envolvida numa cápsula que é lubrificada com líquido sinovial e serve como um importante local de crescimento durante o desenvolvimento pós-natal com duas superfícies articulares que se podem adaptar a condições ambientais variáveis. O côndilo mandibular cresce através da proliferação de SCs progenitoras que se diferenciam em condrócitos, levando à formação e aumento da matriz de cartilagem, que será substituída por osso trabecular lamelar. Como as SCs possuem a capacidade de se diferenciar em células condrogénicas e osteogénicas, podem ser utilizadas tanto para a manutenção da mandíbula numa nova posição como para a reparação de lesões da ATM. O posicionamento da mandíbula para a frente, por exemplo, na terapia funcional, leva a um aumento do número de células mesenquimatosas (células estaminais/progenitoras) na fossa temporal, o que resulta na formação de novo osso cortical. Assim, coloca-se a questão de saber se a injeção de SCs no espaço articular acelera a formação óssea na fossa temporal. Esta questão requer mais investigação específica. A ATM é propensa a lesões, tumores, osteoartrite, artrite reumatoide e anomalias congénitas. Aproximadamente 10 milhões de indivíduos nos Estados Unidos foram afectados por desordens temporomandibulares (DTM). As DTM manifestam-se sob a forma de dor, mialgia, dores de cabeça e destruição estrutural, coletivamente conhecida como doença articular degenerativa. Os principais métodos utilizados para reconstruir a ATM incluem o enxerto ósseo autógeno, como a colheita da costela, ou a utilização de materiais aloplásticos, sendo que nenhum deles é ideal para a tarefa e, por vezes, conduz a efeitos adversos indesejáveis. A principal e última opção para os pacientes com doenças degenerativas avançadas é a substituição cirúrgica do côndilo mandibular. Estas abordagens têm complicações como a imunorejeição, a infeção, o desgaste do implante, a luxação, a biocompatibilidade subóptima, a limitação e morbilidade do local doador e a potencial transmissão de agentes patogénicos[56,57]. Para ultrapassar estas desvantagens, foram encontradas estratégias para a engenharia do tecido osteocondral, tal como o encontrado na ATM, que produzirá tecido que é biológica e mecanicamente funcional. Recentemente, estas células têm atraído muito interesse para a reconstrução das articulações. A engenharia de um enxerto osteocondral semelhante ao da ATM tem sido objeto de vários estudos. A cultura de SCs de matriz de cordão umbilical humano (HUCM) em meio de crescimento contendo factores condrogénicos mostrou que as SCs de HUCM podem superar as células de cartilagem condilar da ATM. As MSC da medula óssea de rato, encapsuladas em hidrogel à base de poli (etilenoglicol) moldado na forma de um côndilo mandibular humano de cadáver, demonstraram duas camadas estratificadas de histogénese de fenótipos cartilagíneos e ósseos. As MSCs porcinas, que tinham sido cultivadas em meio de indução osteogénica e semeadas numa estrutura de ácido poli DL-lático-co-glicólico, formaram uma construção com uma forma muito semelhante à do côndilo modelo e a sua radiodensidade situava-se entre a do côndilo normal e a das estruturas de controlo. Devido à estrutura fibrocartilaginosa do disco, tem havido pouco sucesso no fabrico de discos sintéticos para a ATM, em vez de osso e cartilagem, e a atenção voltou-se para a engenharia de tecidos para reconstruir o disco[62]. Num estudo, a combinação de discos de ácido polilactido com células estaminais de tecido adiposo demonstrou o potencial de desenvolvimento de um disco da ATM com engenharia de tecidos. Embora estejam a ser realizados estudos em animais para reproduzir o osso da interface osteocondral para a engenharia da ATM, ainda não foram efectuados ensaios clínicos em seres humanos. Estes dados revelaram a possibilidade de aplicação de SCs em combinação com diferentes suportes como uma abordagem promissora para regenerar os tecidos osteocondrais da ATM e, em última análise, o disco articular.

Osteogénese de distração

A DO, que é considerada como "engenharia de tecido ósseo endógeno", tem sido amplamente aplicada na cirurgia ortopédica para correção do comprimento dos membros e também no tratamento de muitas deformidades craniofaciais. A DO é efectuada através da criação de uma corticotomia, da colocação de um distractor rígido sobre o osso cortado e da ativação gradual do dispositivo. O mecanismo de osteogénese e reparação de lacunas é iniciado por uma resposta inflamatória imediata que leva ao recrutamento de MSCs e à subsequente diferenciação em condrócitos que produzem cartilagem e osteoblastos que formam osso. Apesar das suas grandes vantagens, os longos períodos de tratamento e a união fibrosa ou mesmo a não união do osso são possíveis desvantagens importantes que impedem a sua aplicação clínica generalizada. Têm sido feitos esforços para acelerar a osteogénese na Gap de distração, encurtar o período de consolidação e reduzir complicações como o desenvolvimento de não união, infeção ou fratura. Recentemente, devido ao papel das MSCs na osteogénese, muitos investigadores documentaram com sucesso a capacidade das SCs para promover a formação óssea e encurtar o período de consolidação durante a DO. Para este efeito, foram utilizadas em estudos várias fontes de SCs, tais como dentes decíduos esfoliados humanos (SHED), medula óssea e tecido adiposo. Em alguns estudos, foram utilizadas apenas MSCs e, noutros, MSCs e factores transferidos por genes para melhorar a regeneração óssea após osteogénese de distração. Em alguns estudos, foram efectuadas modificações, tais como a utilização de scaffolds, matriz óssea desmineralizada e plasma rico em plaquetas. A injeção de MSCs 1 dia antes do início da distração resultou num aumento do volume de osso novo no calo distraído e da densidade mineral óssea (DMO), a injeção de MSCs após a distração estar completa mostrou uma radiodensidade mais elevada da zona de distração e um calo histologicamente mais grosseiro, volume de osso novo e espessura das novas trabéculas e a realização desta intervenção no primeiro dia de consolidação resultou numa maior resistência biomecânica e num aumento da proporção de osso total e compacto no osso regenerado. A injeção de SHED durante o período de osteotomia mostrou uma maior percentagem de osso recém-formado após 2, 4 e 6 semanas. Um estudo revelou que a densidade do calo, a taxa de ossificação, a qualidade do osso recém-formado e o número de células activas na formação óssea eram superiores no grupo em que foram injectadas células estaminais diferenciadas de osteoblastos no local de distração, em comparação com o grupo de controlo e o grupo de células estaminais. A adição de fragmentos de lâminas de MSCs produziu aumentos significativos na união óssea, formação óssea mais intensa na análise histomorfométrica e maior carga máxima nos testes biomecânicos. As MSCs transfectadas com bFGF mostraram uma excelente formação óssea e uma maior DMO e conteúdo mineral ósseo (BMC) no calo distraído. A utilização de diferenciação osteogénica de MSCs utilizando FGF-2 e a confirmação da integração celular com um suporte de Gelfoam à base de gelatina demonstrou uma menor mobilidade interfragmentária, uma obliteração mais avançada das lacunas, um conteúdo mineral mais elevado e uma aposição mineral mais rápida. Um estudo sugeriu que a terapia genética utilizando ASC modificadas com rhRunx2 promoveu a formação de novo osso durante a osteoporose da mandíbula. A aplicação de ASCs transfectadas com pEGFP-OSX mostrou a maior DMO, a espessura das novas trabéculas (TNT) e os volumes do osso cortical recém-gerado

(NBV1) e o osso esponjoso (NBV2) nas zonas de distração. Foi observada uma excelente formação óssea e uma maior DMO, TNT e NBV nas zonas de distração nos grupos em que as MSCs foram transfectadas com OSX. A injeção de MSCs transfectadas com Proteína Morfogénica Óssea (BMP) mostrou maior formação óssea e mineralização mais precoce no calo distraído, cavidade medular mais madura, melhor qualidade óssea e parâmetros trabeculares mais elevados (espessura trabecular, número trabecular, densidade mineral óssea volumétrica no tecido, e fração de volume ósseo) na segunda e quarta semanas do período de consolidação[86] e aceleração da osteogénese. A utilização do fator-1 derivado de células estromais (SDF-1) facilitou a migração de MSCs para o local da osteogénese. A adição de MSCs transfectadas com plasmídeos recombinantes pIRES-hBMP2-hVEGF165 no início da distração é mais ideal do que no início do período de latência. Estes dados mostram que as MSCs de várias fontes, isoladamente ou em combinação com genes e factores, em diferentes fases do tratamento, podem levar a um aumento do volume e da qualidade do novo osso, da densidade mineral óssea, da espessura trabecular e da força biomecânica.

Expansão rápida da maxila

A constrição maxilar pode estar associada a diversos problemas que incluem desarmonia oclusal e estética, além de dificuldades funcionais como estreitamento da via aérea faríngea, aumento da resistência nasal e alterações na postura da língua, resultando em estreitamento da via aérea retroglossal e respiração bucal. A constrição maxilar pode ser corrigida com expansão ortodôntica lenta, expansão rápida da maxila (ERM), expansão rápida do palato assistida cirurgicamente ou osteotomia tipo Le Fort I de dois segmentos com expansão. A ERM está indicada em pacientes com menos de 12 anos, que apresentam discrepâncias laterais envolvendo vários dentes, quer a constrição seja esquelética, dentária ou uma combinação de ambas. É um procedimento ortopédico eficaz para abrir a sutura palatina mediana, proporcionando um aumento adequado e estável da largura da maxila e restabelecendo o equilíbrio entre a largura dos maxilares A ERM é semelhante à DO histologicamente. Durante a ERM, é criado um espaço na sutura palatina mediana que é preenchido com sangue e tecido granulado, seguido de formação óssea ativa. A largura do arco expandido recai, a menos que seja seguido por um período de retenção apropriado. Por conseguinte, a adoção de uma estratégia para acelerar a formação óssea na sutura palatina mediana pode encurtar o tratamento e o período de retenção, alcançar a estabilidade e evitar a recidiva. Devido à capacidade das SCs de se diferenciarem em células osteogénicas, a injeção de SCs parece ter a capacidade de acelerar o processo de formação óssea. No seu estudo em animais, a injeção local de MSCs na sutura intermaxilar após a aplicação de força resultou num aumento da formação de novo osso na sutura através do aumento do número de osteoblastos e da formação de novos vasos[95]. Assim, a aplicação local de MCSs na maxila expandida pode ser uma estratégia de tratamento útil e prática para acelerar a formação de novo osso na sutura palatina mediana e para encurtar o tratamento e o período de retenção em doentes submetidos a expansão ortopédica da maxila.

Engenharia da cartilagem da ATM utilizando células estaminais adultas

A ATM está envolvida numa cápsula que é lubrificada com líquido sinovial e serve como um importante local de crescimento durante o desenvolvimento pós-natal com duas superfícies articulares que se podem adaptar a condições ambientais variáveis. No que diz respeito à fossa glenoide (temporal), a camada osteogénica subarticular do periósteo fornece cartilagem e células ósseas para a superfície superior da ATM. A protrusão mandibular conduzida de forma gradual aumentou o número de células mesenquimatosas (células estaminais/progenitoras) na fossa glenoide (temporal), o que, por sua vez, mostra a formação de novo osso cortical.

No entanto, o côndilo mandibular é especial devido à ossificação da cartilagem secundária, e altera a sua forma e comprimento através da proliferação subarticular das células progenitoras/estaminais que se diferenciam em condrócitos, levando a uma formação mais precoce e a um aumento da quantidade de matriz de cartilagem, que eventualmente será substituída por osso trabecular lamelar.

A articulação temporo-mandibular (ATM) é composta por estruturas ósseas e cartilaginosas. Pode deteriorar-se devido a lesões, osteoartrite ou artrite reumatoide.

O tecido cartilagíneo tem uma capacidade limitada de reparação intrínseca, pelo que mesmo pequenas lesões podem levar a danos progressivos. As lesões graves da ATM requerem a substituição cirúrgica do côndilo mandibular.

Atualmente, foram realizados alguns estudos sobre a engenharia de tecidos da ATM em modelos animais. Num estudo, as MSC da medula óssea foram isoladas da medula do osso longo e expandidas in vitro em condições de cultura osteogénica ou condrogénica. As células osteogénicas e condrogénicas expandidas foram misturadas com hidrogel PEGDA e semeadas num côndilo mandibular de cadáver humano adulto em duas camadas estratificadas mas integradas. Estas construções em bicamada foram depois colocadas sob a pele de ratinhos nus para cultura.

Após 4 semanas de implantação, foi detetada a formação de novo de estruturas semelhantes a côndilos humanos, replicando a forma e as dimensões relevantes. Os condrócitos e osteócitos de origem do dador foram identificados em camadas separadas, e os dois tipos de células infiltraram-se no território um do outro, assemelhando-se à condição nativa. No entanto, tanto as camadas condrogénicas como as osteogénicas mostraram uma maturação subóptima, possivelmente devido a uma quantidade insuficiente de células.

O mesmo grupo construiu também uma estrutura para o côndilo mandibular utilizando técnicas CAD/CAM e combinou-a com células MSC autólogas da medula óssea. A construção foi então transplantada em mini ATMs de porcos. A avaliação e análise após 1 e 3 meses indicaram a regeneração óssea da forma do côndilo e, consequentemente, a melhoria da função mastigatória.

Crescimento mandibular na hipoplasia mandibular utilizando células estaminais[7]

Foi demonstrado que os vectores virais que transportam o fator de crescimento endotelial vascular (rAAV- VEGF) estimulam o crescimento mandibular in vivo em ratos. No entanto, é necessária mais investigação para otimizar a técnica e a avaliação detalhada da toxicidade dos vectores virais e não virais (tanto locais como sistémicos), e testar técnicas optimizadas em animais superiores antes de se poderem realizar ensaios clínicos. A hipótese subjacente à injeção local de VEGF carregado com vectores nos côndilos mandibulares é que este VEGF pode modular o crescimento mandibular através de um efeito VEGF adicional que demonstrou estar correlacionado com a estimulação do crescimento mandibular.

O VEGF pode estimular o crescimento mandibular através de dois mecanismos:

(1) através da estimulação do crescimento ósseo endocondral e

(2) através do recrutamento de novas células estaminais mesenquimais replicantes, o que está correlacionado com o crescimento mandibular.

A terapia genética, bem como o LLL (laser) ou o LED (díodo emissor de luz) parecem ser abordagens promissoras na estimulação do crescimento mandibular. No entanto, são necessárias investigações detalhadas sobre a toxicidade destas técnicas antes de se poderem realizar potenciais ensaios clínicos.

Regeneração periodontal com células estaminais

As doenças periodontais afectam 15% da população adulta humana, com perda de tecido mole periodontal e subsequente reabsorção óssea de suporte, levando à perda de dentes. As abordagens de tratamento actuais incluem a utilização de regeneração tecidular guiada, materiais de enxerto bioactivos e a aplicação de

moléculas bioactivas para induzir a regeneração, mas os efeitos globais destas abordagens são relativamente modestos e limitados em termos de aplicações práticas.

A regeneração do periodonto é um desafio no tratamento das doenças periodontais devido à sua estrutura complexa, constituída por cemento, ligamento periodontal, gengiva e osso de suporte. Assim, a regeneração do periodonto requer múltiplas populações de células ou uma população de células estaminais multipotenciais.

O ligamento periodontal é único entre os tecidos ligamentares e tendinosos do corpo, porque é o único tecido mole que liga dois tecidos duros distintos. O ligamento periodontal suspende o dente como uma almofada de modo a transduzir a carga mecânica dos dentes uniformemente para o osso de suporte.[3]

Estudos iniciais de diferentes modelos animais demonstraram que os tecidos periodontais possuem alguma atividade de regeneração, sugerindo a existência de uma população de células estaminais no periodonto. Após a depleção de vários tecidos periodontais, não só os ligamentos periodontais, mas também o cemento e o osso alveolar, podem ser regenerados, sugerindo a presença de populações de células estaminais multipotenciais.

Impacto da Engenharia de Tecidos Craniofaciais na Prática Clínica

A engenharia de tecidos craniofaciais é uma oportunidade que a medicina dentária não se pode dar ao luxo de perder. Esta noção baseia-se tanto em razões biológicas como estratégicas. Biologicamente, as células mesenquimais são as principais responsáveis pela formação de praticamente todas as estruturas dentárias, orais e craniofaciais.[22] Foi demonstrado que as células estaminais mesenquimais, o reservatório de células mesenquimais no adulto, na engenharia de tecidos, geram estruturas dentárias, orais e craniofaciais fundamentais.

Muitas estruturas dentárias e craniofaciais são facilmente acessíveis, apresentando assim uma plataforma conveniente para biólogos, bioengenheiros e clínicos testarem protótipos de engenharia de tecidos. O impacto da engenharia de tecidos craniofaciais estende-se para além da prática dentária. Várias estruturas craniofaciais projectadas até agora servem de protótipos para a engenharia de tecidos de estruturas não craniofaciais.

As células estaminais derivadas de células craniofaciais têm implicações potenciais na engenharia de tecidos não só de estruturas craniofaciais, mas também de tecidos não craniofaciais. O osso de engenharia de tecidos com forma e dimensões personalizadas tem potencial para a substituição biológica não só de ossos craniofaciais, mas também de defeitos segmentares nos ossos apendiculares.

8. PAPEL DAS CÉLULAS ESTAMINAIS NO CRESCIMENTO E DESENVOLVIMENTO PÓS-NATAL DO OSSO E DO COMPLEXO CRANIOFACIAL

As células estaminais embrionárias são caracterizadas por serem pluripotentes, ou seja, têm o potencial de se desenvolverem em muitos tecidos do corpo. À medida que o embrião se desenvolve, as células estaminais embrionárias iniciam um percurso de diferenciação e maturação, altura em que perdem esse potencial.

Até há pouco tempo, pensava-se que apenas as células estaminais embrionárias eram capazes de gerar todos os diferentes tipos de células que contribuem para um organismo. No entanto, há cada vez mais provas que sugerem que a maioria dos tecidos mantém uma população de células estaminais residentes, ou seja, células estaminais adultas, ao longo da vida.

A reparação dos tecidos, que é essencial para a sobrevivência, é um processo relativamente rápido que envolve a habitual cascata de células inflamatórias, seguida da deposição de matriz e depois de um processo de remodelação para curar ou regenerar os tecidos danificados. A regeneração envolve a substituição lenta dos tecidos através de células idênticas derivadas de células progenitoras e/ou células estaminais adultas.

Estudos anteriores identificaram e isolaram células estaminais adultas do osso, do cérebro, do músculo e da pele que têm potencial para se diferenciarem em vários tecidos e, em particular, nos tipos de células presentes nos tecidos a partir dos quais as células foram isoladas. Embora estas células sejam bastante semelhantes em termos do seu potencial de diferenciação, são diferentes em termos das suas propriedades de crescimento e talvez da sua preferência de linhagem de diferenciação.

Com estas caraterísticas, os cientistas conseguiram uma abordagem alternativa para investigar a patogénese das deformidades e perturbações craniofaciais através da análise do fenótipo e de possíveis anomalias nas células estaminais cultivadas.

Mais recentemente, utilizando um ensaio de repovoamento em ratinhos, Dominici e colegas referiram que células da medula óssea transplantáveis, marcadas por genes, de uma população plástica não aderente, podem gerar osteoblastos/osteócitos funcionais e células hematopoiéticas. Estes resultados indicam que a medula óssea contém uma célula primitiva capaz de gerar tanto a linhagem hematopoiética como a osteocítica.

Recentemente, os investigadores da engenharia de tecidos têm utilizado células estaminais adultas para a reparação e regeneração de tecidos. Estudos sobre células estaminais adultas demonstram que as células progenitoras adultas multipotentes (MAPC) copurificadas a partir da medula óssea podem diferenciar-se ao nível de uma única célula, não só em células mesenquimatosas, mas também em células/tecidos com caraterísticas essenciais dos tecidos embrionários - mesoderme visceral, neuroectoderme e endoderme. Por este motivo, pensa-se atualmente que as células estaminais adultas podem ser mais facilmente orientadas para linhagens específicas que poderão dar origem a uma gama mais vasta de tecidos após o transplante do que as células estaminais embrionárias.

Tem-se partido do princípio de que as células estaminais embrionárias têm uma vantagem significativa sobre as células estaminais adultas no que diz respeito à regeneração de tecidos, porque se acreditava que as células estaminais adultas podiam diferenciar-se em apenas alguns tipos de tecidos maduros, enquanto as células estaminais embrionárias podiam transformar-se numa maior variedade de tecidos ou tipos de células do corpo. No entanto, esta noção tem sido posta em causa por descobertas empíricas crescentes de que as células estaminais adultas residem em vários tecidos, incluindo a medula óssea pós-natal, o cérebro, os tecidos adiposos e os músculos, e podem diferenciar-se em vários tipos de tecidos relacionados, incluindo o periodonto. [23] Além disso, verificou-se que as células estaminais derivadas da medula óssea se diferenciam a nível unicelular não só em tipos de células mesenquimatosas, como os osteoblastos, os condroblastos e os adipócitos, mas também em células de origem mesodérmica visceral.

Além disso, para identificar os genes envolvidos na via de diferenciação que as células progenitoras mesodérmicas derivadas da medula óssea (MPC) utilizam para formar osteoblastos, Qi e colegas examinaram o perfil genético expresso de MPC indiferenciadas e MPC induzidas a formar osteoblastos através da tecnologia de microarray de cDNA. Como esperado, os factores de crescimento, as hormonas e os genes da via de sinalização conhecidos por estarem envolvidos na osteogénese foram activados durante a diferenciação. Quando se comparam os perfis de expressão genética das MPCs induzidas a diferenciarem-se em condroblastos e osteoblastos, observaram-se diferenças significativas na natureza e/ou no momento da ativação dos genes, o que indica que, in vitro, é possível determinar o mecanismo de diferenciação das MPCs para um dos múltiplos destinos celulares e que estes dados podem ser aplicados à definição de sinais importantes para a diferenciação específica de linhagens.

É interessante notar que estudos recentes sugerem que o compartimento muscular craniofacial pós-natal pode ser considerado uma alternativa à medula óssea e uma fonte de células multipotentes ou de células estaminais derivadas do músculo. Nos últimos anos, foi comunicada uma série de descobertas interessantes que realçam a potência e a possível aplicação clínica das células estaminais adultas. A potência, neste contexto, refere-se à capacidade recentemente descoberta das células estaminais adultas de atravessarem as barreiras das linhagens e de adoptarem os perfis de expressão e os fenótipos funcionais de células exclusivas de outros tecidos.

Células estaminais adultas e crescimento ósseo craniofacial

Em geral, a formação óssea inicial ocorre de duas maneiras - através da ossificação intramembranosa e da ossificação endocondral. A ossificação intramembranosa ocorre carateristicamente de forma embrionária em grande parte do esqueleto craniofacial. No entanto, ela também continua em todas as estruturas esqueléticas ao longo da vida em associação com o periósteo.

A ossificação endocondral é mais caraterística do esqueleto pós-craniano, ocorrendo também na base do crânio e, de forma modificada, na articulação temporomandibular. No esqueleto pós-craniano e na base do crânio, o desenvolvimento da cartilagem é iniciado pela condensação de células mesenquimais para formar a anlaga de cartilagem primária, seguida por processos de maturação de condrócitos. Como passo final, a cartilagem é invadida por vasos sanguíneos e células osteoprogenitoras, e a cartilagem calcificada é subsequentemente substituída por osso. Uma vez formadas as estruturas ósseas, a esqueletogénese prossegue através das actividades contínuas dos osteoblastos e osteoclastos, que são cruciais para a sua constante remodelação e capacidade regenerativa.

O desenvolvimento e o crescimento sutural podem ser vistos como uma forma especializada de crescimento ósseo intramembranoso, em que as células ósseas têm origem em células estaminais mesenquimatosas localizadas no blastema sutural e influenciadas pela dura-máter subjacente e pela cartilagem capsular nasal. O crescimento contínuo das suturas depende da manutenção de um equilíbrio entre a proliferação de células estaminais e a sua diferenciação para formar osso novo, de modo a que a população de células estaminais seja mantida até que o crescimento do crânio esteja completo. [24]

Alterações subtis do ambiente sistémico e local podem influenciar a função da população de células estaminais e, em última análise, afetar o encerramento da sutura. A fusão prematura das suturas leva a deformidades cranianas, como a escafocefalia, a oxicefalia e a trigoncefalia. Da mesma forma, o desenvolvimento e crescimento do côndilo mandibular na articulação temporomandibular, apesar de ser caracterizado pela presença de uma cartilagem, é melhor entendido como uma forma especializada de crescimento esquelético intramembranoso associado a células estaminais precursoras na sua camada pré-condroblástica ou proliferativa. [24]

Uma vez formado, toda a reabsorção e deposição óssea estão sob o controlo do periósteo, que depende da geração de osteoblastos (OPG). A ativação de factores de transcrição, citocinas e factores de crescimento leva à diferenciação de osteoclastos pelo folículo dentário no periósteo especializado que serve para induzir a osteogénese durante a formação do periodonto. Shiotani e colegas investigaram a localização de RANKL nos tecidos periodontais durante o movimento experimental de molares de ratos. Nos osteoblastos, osteócitos e fibroblastos, a expressão de RANKL foi observada principalmente no citoplasma, na cisterna do retículo endoplasmático rugoso e ao longo das membranas plasmáticas. Nos osteoclastos, o RANKL foi expresso ao longo das membranas fronteiriças e ruffled e no citoplasma, incluindo a zona clara.

Estes resultados sugerem que, durante o movimento dentário, a diferenciação e ativação dos osteoclastos são reguladas, pelo menos em parte, pelo RANKL, possivelmente produzido pelos osteoblastos/células estromais e pelos próprios osteoclastos nos tecidos periodontais. Assim, a erupção dentária e o movimento dentário ortodôntico requerem a compressão e retração do periodonto para induzir a proliferação e diferenciação das populações de células estaminais que causam a reabsorção e regeneração óssea neste ambiente local, sugerindo um papel potencial para o RANKL na diferenciação osteogénica das células estaminais

9. APLICAÇÕES DAS CÉLULAS ESTAMINAIS ADULTAS NA REMODELAÇÃO, REPARAÇÃO E REGENERAÇÃO DAS ESTRUTURAS CRANIOFACIAIS

A importância das células estaminais no crescimento e remodelação do osso craniofacial já foi discutida, mas na secção seguinte será abordado o papel que as células estaminais desempenham nos processos de reparação de procedimentos dentários específicos e o futuro da utilização de tecidos artificiais para a regeneração de estruturas orais danificadas. Os tópicos incluirão a descrição da utilização atual de células estaminais endógenas em procedimentos ortodônticos, procedimentos de distração e implantes. Em seguida, será feita uma discussão sobre os estudos actuais que utilizam células estaminais para a engenharia de tecidos, tais como dentes totalmente funcionais e um periodonto funcional.

Células estaminais adultas endógenas e tecidos orais em remodelação e regeneração

A remodelação óssea do complexo craniofacial e a reconstrução estrutural durante o tratamento ortodôntico e ortopédico é um processo complicado em que a formação e a reabsorção óssea estão intimamente ligadas. O osso alveolar da maxila e da mandíbula é uma das partes mais ativamente remodeladas do complexo craniofacial durante o envelhecimento normal, bem como durante a inflamação e o tratamento ortodôntico/ortopédico. A proliferação e a diferenciação de células progenitoras/estaminais osteoblásticas e osteoclásticas são importantes no processo de remodelação, sendo controladas por factores de sinalização/crescimento locais e hormonas sistémicas. [25]

Durante a movimentação ortodôntica dos dentes, os tecidos periodontais sofrem extensa remodelação. Com a carga, o ligamento periodontal (LPD) é deformado, induzindo uma resposta a esse estímulo mecânico. Macroscopicamente, a carga resulta em reabsorção e aposição do osso alveolar, ocorrendo no lado da compressão e da tensão, respetivamente, atingindo o objetivo do movimento dentário ortodôntico. Posteriormente, essa resposta pode ativar células-tronco do LPD e/ou células-tronco mesenquimais que regulam a remodelação do próprio ligamento periodontal e/ou do osso alveolar adjacente.

A osteogénese de distração está a tornar-se um método para gerar osso novo nos casos de deformidades do osso alveolar, distraindo progressivamente as superfícies de cicatrização óssea e é essencialmente o procedimento de remodelação óssea que inclui a mobilização de células estaminais/progenitoras osteoblásticas/osteoclásticas. A colocação de implantes é um procedimento dentário comum que pode beneficiar das células estaminais, particularmente em pacientes com atrofia severa da mandíbula em que a colocação do implante no osso original pode ser impossível.

As deformidades do osso alveolar e as anomalias craniofaciais estão entre os defeitos congénitos mais frequentes nos seres humanos. Para restaurar a estética e a função destes pacientes na situação de quantidade insuficiente de osso e tecidos associados, a regeneração de tecidos com células estaminais é um procedimento importante da terapêutica craniofacial.

Engenharia de tecidos e o futuro da odontologia

Os dentes são os órgãos mais importantes do complexo craniofacial e a regeneração dos dentes tem sido um dos principais objectivos da engenharia de tecidos no domínio dentário. A incidência de agenesia dentária, incluindo a falta congénita de dentes em crianças, é significativa no complexo craniofacial. Além disso, a perda de dentes na população adulta sénior é um problema de saúde social; assim, as estratégias de substituição de dentes são da maior importância para o campo dentário. Há décadas que são desenvolvidos esforços para regenerar os dentes.

Recentemente, para avaliar o potencial de uma população heterogénea de células adultas para formar dentes, o laboratório Sharpe estabeleceu a recombinação entre as células estaminais não dentárias, por exemplo, células derivadas da medula óssea, e o epitélio oral embrionário. Esta combinação formou um explante muito robusto quando transferido para cápsulas renais e desenvolveu-se em dentes com osso e tecidos moles associados. Os dados mostraram que o processo odontogénico pode ser iniciado em células não dentárias de diferentes origens, incluindo populações de células estaminais purificadas e uma população mista de adultos.

Estes resultados sugerem que as populações de células estaminais adultas podem formar ossos e dentes através de técnicas de engenharia de tecidos e implicam que não é necessária uma população pura de células estaminais. Este facto pode ter implicações importantes para o desenvolvimento futuro destes procedimentos em humanos. No entanto, estes estudos de regeneração dentária com células estaminais adultas da medula óssea ainda dependem do epitélio oral embrionário. Quais os sinais que este epitélio embrionário fornece e/ou se estas células participam diretamente na odontogénese permanecem questões em aberto.

Assim, se o epitélio embrionário pudesse ser substituído por um substituto adequado, poderia ser possível criar um dente integrado a partir de células estaminais adultas. Em consonância com estes resultados, o laboratório de Yelick centrou-se na bioengenharia de dentes a partir de células de cultura de botões dentários. O seu estudo mais recente demonstrou a capacidade de utilizar células de cultura de botões dentários a partir de suspensões unicelulares para bioengenharia de estruturas dentárias maduras contendo dentina e esmalte. Mais importante ainda, demonstraram que o transplante de células jovens de botões dentários de ratos para hospedeiros singénicos de ratos adultos pode levar à utilização bem sucedida de aloenxertos para a engenharia de tecidos dentários.

Um dos principais factores que contribuem para a perda de dentes é a doença periodontal. Muitas vezes, o tratamento dos tecidos periodontais não restaura completamente as ligações dentárias normais após trauma e doença, resultando em anquilose, reabsorção radicular e perda de dentes. As células estaminais mesenquimais da medula óssea adulta ou as células progenitoras adultas multipotentes podem diferenciar-se em múltiplos fenótipos celulares que podem ajudar a restaurar estes tipos de danos.

Estão em curso vários estudos para analisar a viabilidade das células estaminais mesenquimatosas na reparação de tecidos, embora alguns estudos se centrem nos tecidos da cavidade oral e no potencial para aplicações clínicas no tratamento da doença periodontal e/ou traumatismo oral. Uma vez que os factores que regem o potencial de diferenciação dos tecidos derivados de células estaminais não são claramente compreendidos, existe um interesse generalizado no isolamento, caraterização e potencial terapêutico das células estaminais que residem nos tecidos pós-natais para efeitos de reparação e regeneração de tecidos/órgãos. As células do ligamento periodontal derivam principalmente do mesênquima e, utilizando uma combinação de imunohistoquímica e hibridização in situ, as culturas de células estaminais mesenquimais e do ligamento periodontal mostraram um aumento significativo da expressão de osteocalcina e osteopontina nas células estaminais mesenquimais e uma diminuição significativa da expressão da sialoproteína óssea, caraterísticas do ligamento periodontal. Estes resultados indicam que o contacto ou factores das células do ligamento periodontal induziram as células estaminais mesenquimais a obter caraterísticas semelhantes às do ligamento periodontal.

Geralmente, a reparação do ligamento periodontal parece envolver células progenitoras presentes na região periodontal que são capazes de formar fibroblastos, osteoblastos e cementoblastos. Estas células aparecem agrupadas perto de vasos sanguíneos no ligamento periodontal e têm caraterísticas de células progenitoras precoces. Além disso, as células progenitoras nos espaços endosteais potencialmente migram do osso para o ligamento periodontal para formar os tecidos do periodonto. No entanto, não se sabe se um único tipo de célula progenitora pode dar origem a todos os tecidos do periodonto. Tendo em conta esta investigação anterior, o grupo de investigação de Shi isolou as células estaminais PDL (PDLSCs) de 25 terceiros molares humanos extraídos cirurgicamente através da seleção de uma única colónia e da triagem de células activadas por magnetismo. As PDLSCs expressaram os marcadores de células estaminais mesenquimais STRO-1 e CD146/MUC18. Em condições de cultura definidas, as PDLSCs diferenciaram-se em células semelhantes a cementoblastos, adipócitos e células formadoras de colagénio. Após o isolamento e a caraterização dos marcadores, as PDLSC humanas foram transplantadas em ratinhos e ratos imunocomprometidos. As PDLSCs mostraram a capacidade de gerar uma estrutura semelhante ao cemento/PDL e contribuir para a reparação dos tecidos periodontais.

Estes estudos sugerem que a PDL humana contém uma população de células estaminais pós-natais multipotentes que podem ser isoladas e expandidas in vitro, proporcionando um reservatório único de células estaminais a partir de um recurso tecidular acessível. Por conseguinte, as PDLSCs utilizadas nestes estudos podem representar uma população heterogénea enriquecida com células estaminais que contém algumas células progenitoras iniciais não comprometidas. A regeneração de tecidos mediada por PDLSCs humanas pode ter potencial como tratamento prático baseado em células para doenças periodontais.

As células estaminais derivadas de um tecido adulto podem servir como células progenitoras para outros tecidos, alargando assim o seu potencial terapêutico. No entanto, é necessário continuar a investigação sobre a aparente potência das células estaminais adultas e sobre se estas células estaminais residentes nos tecidos constituem uma população heterogénea de células estaminais, cada uma comprometida com o seu próprio destino, sofrendo proliferação e diferenciação para um fenótipo maduro depois de ter recebido um estímulo indutivo adequado ao seu repertório genético específico, ou se estes diferentes tecidos contêm células estaminais, cada uma delas verdadeiramente pluripotente. [27]

A descoberta dos mecanismos moleculares que regulam o comportamento das células estaminais continua a ser um desafio necessário para o tratamento das deformidades e perturbações craniofaciais. Além disso, a matriz extracelular é um componente complexo, dinâmico e crítico de todos os tecidos. Funciona como um suporte para a morfogénese dos tecidos, fornece pistas para a proliferação e diferenciação das células estaminais, promove a manutenção de tecidos diferenciados e melhora a resposta de reparação após uma lesão. Os componentes biologicamente activos da matriz extracelular podem ser utilizados na reparação, regeneração e engenharia de tecidos, bem como na programação de células estaminais para a substituição de tecidos. Por conseguinte, a modificação da matriz extracelular, incluindo o suporte de transplante celular, é mais uma área de investigação contínua necessária para delinear a biologia das células estaminais adultas.

As células estaminais adultas têm sido utilizadas terapeuticamente no tratamento da leucemia desde os anos 80, através do transplante de células estaminais da medula óssea. Nos últimos anos, estas células estaminais da medula óssea têm atraído uma atenção considerável nos esforços de reparação/regeneração de tecidos e órgãos. A aplicação de células estaminais da medula óssea em modelos animais para reparação ou regeneração de doenças ou perturbações craniofaciais é uma área de investigação atual.

De um modo geral, há cada vez mais provas da aplicação de células estaminais adultas em doenças debilitantes, como as doenças cardíacas, o cancro, as doenças neurodegenerativas e as doenças periodontais. Com o aumento da esperança de vida humana, é possível que, clinicamente, nos deparemos com mais idosos com problemas no osso alveolar ou noutros tecidos/órgãos. Para apoiar a ideia da reparação/regeneração de tecidos ou órgãos utilizando células estaminais adultas, D'Ippolito e colegas isolaram com êxito células estaminais de pacientes idosos (ou seja, com 72 anos de idade), o que indica que as células estaminais estão presentes ao longo da idade de um indivíduo. Foi ainda apoiado pela demonstração de que existem células estaminais adultas nas polpas dentárias, o que permite a regeneração de tecidos orais como o cemento, o PDL e o osso alveolar, a partir do tecido dentário do próprio indivíduo em qualquer idade. Em conjunto, é claro que as células estaminais adultas exercem um papel crítico no crescimento/desenvolvimento, remodelação e reparação/regeneração do complexo craniofacial ao longo da vida. [28]

Embora a investigação e a utilização clínica das células estaminais ainda se encontrem nas fases iniciais, os estudos existentes sugerem fortemente a utilidade das células estaminais adultas em futuros protocolos clínicos destinados à reparação e regeneração de deformidades craniofaciais e distúrbios em ortodontia e ortopedia dento-facial.

ENGENHARIA DE TECIDOS DA ARTICULAÇÃO TEMPOROMANDIBULAR A PARTIR DE CÉLULAS ESTAMINAIS

As disfunções temporomandibulares (DTM) manifestam-se sob a forma de dor, mialgia, cefaleias e destruição estrutural, conhecidas coletivamente como doença articular degenerativa (Okeson, 1996). A articulação temporomandibular (ATM), tal como outras articulações sinoviais, também é propensa a artrite reumatoide, lesões e anomalias congénitas (Stohler, 1999). A forma grave dos distúrbios da ATM exige a substituição cirúrgica do côndilo mandibular (Sarnat e Laskin, 1992).

Nos últimos anos, relatámos a engenharia de tecidos de um côndilo mandibular com a forma e as dimensões de uma ATM de um cadáver humano. O côndilo mandibular projetado tinha camadas estratificadas de cartilagem e osso a partir de uma única população de MSCs derivadas da medula óssea e foi moldado com a forma e as dimensões de um côndilo mandibular de cadáver humano com $11 \times 7 \times 9$ mm ($l \times w \times h$) (Alhadlaq e Mao, 2003, 2005; Alhadlaq et al., 2004; Mao, 2005b).

Sobrevivência celular e síntese de matriz no côndilo mandibular de engenharia de tecidos

As MSC foram isoladas de medulas ósseas femorais e tibiais de ratos adultos e expostas separadamente a um meio de cultura suplementado condrogénico ou osteogénico (Alhadlaq e Mao, 2003; Alhadlaq et al., 2004). O diacrilato de poli(etilenoglicol) (PEGDA) foi dissolvido em PBS com um fotoiniciador ultravioleta biocompatível (Alhadlaq e Mao, 2003; Alhadlaq et al., 2004). As células condrogénicas e osteogénicas derivadas de MSC foram encapsuladas em hidrogel PEGDA num molde negativo de um côndilo mandibular de cadáver humano adulto em duas camadas estratificadas e integradas. A construção osteocondral fotopolimerizada foi implantada no dorso de ratinhos imunodeficientes durante 12 semanas.

Foi observada a formação de novo de uma estrutura com a mesma forma e dimensões que o côndilo mandibular humano do cadáver após 4 semanas de implantação in vivo. Os côndilos da articulação mandibular com engenharia de tecidos mantiveram a forma e as dimensões macroscópicas do côndilo mandibular do cadáver. A interface entre o hidrogel de PEGDA da camada superior que encapsula células condrogénicas derivadas de MSC e o hidrogel de PEGDA da camada inferior que encapsula células osteogénicas derivadas de MSC demonstrou caraterísticas microscópicas distintas. As porções condrogénica e osteogénica permaneceram nas suas respectivas camadas. A camada condrogénica continha células esparsas semelhantes a condrócitos rodeadas por uma abundante matriz intercelular. A matriz intercelular da camada condrogénica apresentava uma coloração forte e intensa com safranina O, um marcador catiónico que se liga a glicosaminoglicanos (GAG) relacionados com a cartilagem, como o sulfato de condroitina e o sulfato de queratano. Algumas das células condrogénicas derivadas de MSC estavam rodeadas por matriz pericelular, caraterística dos condrócitos nativos. Em contraste, a camada osteogénica continha nódulos minerais, conforme revelado pela coloração de von Kossa. A camada osteogénica também apresentava múltiplas estruturas insulares ocupadas por células semelhantes a osteoblastos.

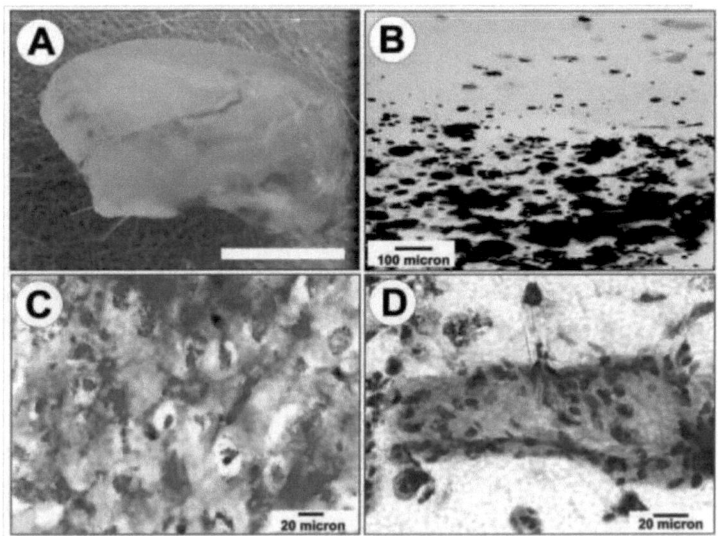

Neogénese artificial do côndilo mandibular com forma humana a partir de células estaminais mesenquimais. **(A)** A construção osteocondral colhida manteve a forma e a dimensão do côndilo mandibular humano do cadáver após a implantação in vivo. Barra de escala: 5 mm. **(B)** Secção corada por Von Kossa mostrando a interface entre as camadas condral estratificada e óssea. Estão presentes múltiplos nódulos de mineralização na camada óssea (metade inferior da fotomicrografia), mas ausentes na camada condral. **(C)** A coloração positiva com safranina O da camada condrogénica indica a síntese de abundantes glicosaminoglicanos. **(D)** Secção da camada osteogénica corada com H&E que mostra uma estrutura representativa semelhante a uma ilha óssea, constituída por células semelhantes a osteoblastos diferenciadas por MSC na superfície e no centro. Reproduzido com a autorização da Biomedical Engineering Society.

A densidade celular é importante na engenharia de tecidos do côndilo mandibular

Uma questão fundamental colocada acima é a de saber até que ponto os acontecimentos do desenvolvimento devem ser recapitulados na engenharia de tecidos. Segue-se um exemplo que fornece algumas pistas para esta questão. Uma caraterística insatisfatória no nosso trabalho anterior de engenharia de um côndilo articular mandibular de forma humana (Alhadlaq e Mao, 2003; Alhadlaq et al., 2004) foi a maturação subóptima do tecido. A linha reta da junção osteocondral no côndilo articular sinovial projetado não se assemelhava à infiltração mútua de tecidos condrais e ósseos na junção osteocondral nativa. Tentámos então melhorar a maturação do tecido e a integração osteocondral aumentando a densidade de encapsulamento celular das anteriores 5×10 6 células/mL para 20×106 células/mL.

A uma densidade de 20×106 células/mL, o côndilo da articulação mandibular com engenharia de tecidos manteve novamente a forma e as dimensões predefinidas do côndilo mandibular do cadáver humano (Alhadlaq e Mao, 2005). A camada de cartilagem foi corada positivamente pela safranina O, indicando a presença de glicosaminoglicanos relacionados com a cartilagem, e continha colagénio de tipo II. A porção profunda da camada de cartilagem, perto da interface osteocondral de engenharia de tecidos, continha células semelhantes a condrócitos com um aspeto hipertrófico e caracterizadas pela expressão de colagénio de tipo X (dados não apresentados, mas cf. Alhadlaq e Mao, 2005), um marcador de condrócitos hipertróficos e degenerados. Em contraste, a camada óssea demonstrou a imunolocalização de marcadores ósseos como a osteopontina e a osteonectina (cf. Alhadlaq e Mao, 2005). A camada condrogénica não apresentou imunolocalização de marcadores ósseos, enquanto a camada óssea não apresentou imunolocalização de marcadores cartilaginosos. Houve infiltração mútua dos componentes cartilaginosos e ósseos no território um do outro. Esta infiltração mútua dos tecidos condral e ósseo, ausente no nosso trabalho anterior, em que utilizámos uma densidade de encapsulamento celular quatro vezes inferior (Alhadlaq e Mao, 2003; Alhadlaq et al., 2004), assemelha-se à interface osteocondral no côndilo mandibular de rato nativo com a mesma idade (Alhadlaq e Mao, 2005). A estrutura de hidrogel PEGDA sem células mostrou um bordo intacto rodeado por uma cápsula fibrosa sem invasão de células hospedeiras, o que reforça a conclusão de que o côndilo da articulação mandibular projetado é formado apenas por células condrogénicas derivadas de MSC e células osteogénicas, e não por células hospedeiras

Integração funcional in vivo do côndilo mandibular de engenharia

A investigação em curso começou a abordar a implantação de um constructo mandibular concebido num modelo funcional de suporte de carga. Uma vez que tanto o transporte de massa como as propriedades mecânicas dependem da arquitetura do suporte 3D, são necessárias técnicas de desenho computacional para prever e, em última análise, otimizar uma microestrutura para alcançar o equilíbrio desejado (Hollister, 2005). O desenho arquitetónico de um andaime 3D com a forma anatómica desejada pode ser produzido a partir de abordagens baseadas em imagens (Hollister et al., 2000,2002) ou em desenho assistido por computador (CAD) (Hutmacher et al., 2004). Os andaimes destas abordagens de conceção podem então ser construídos direta ou indiretamente por Solid Free-Form Fabrication (SFF) (Hutmacher et al., 2004; Yeong et al., 2004; Hollister, 2005), e têm sido aplicados na reconstrução craniofacial (Rohner et al., 2003; Hollister et al., 2005).

O objetivo final é a utilização de estruturas de conceção/fabricação integradas para a reconstrução funcional do côndilo mandibular e outras reconstruções craniofaciais. Os métodos integrados de conceção/fabricação não só tornam possível a reconstrução funcional, como também permitem testar hipóteses de conceção relativas a combinações de suportes de células/ suportes de andaimes, conduzindo eventualmente a métodos de reconstrução óptimos. O nosso grupo começou a testar andaimes anatomicamente concebidos para a reconstrução mandibular num modelo de minipig Yucatan. Concebemos e fabricámos um suporte para o côndilo mandibular diretamente a partir de uma TAC mandibular de um minipig. O desenho inicial era uma concha na qual foi colocada medula óssea autóloga aquando da cirurgia. Os resultados iniciais ao fim de 1 e 3 meses mostraram que os minipigs mastigavam normalmente, como documentado por vídeo, e, além disso, que o osso se regenerava na forma desejada do côndilo, como demonstrado por TAC. Os espécimes serão processados para histologia para que a formação de cartilagem possa ser avaliada. Estes resultados demonstram que o desenho do andaime em forma de concha pode suportar uma carga funcional, bem como a regeneração de tecidos. Outros trabalhos investigarão a forma como o desenho da estrutura, o material e as combinações biológicas/portadoras afectam a regeneração.

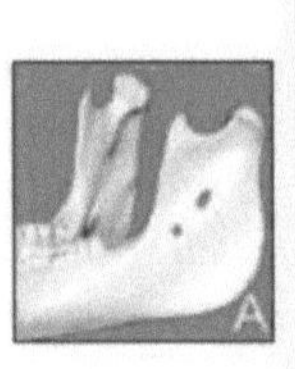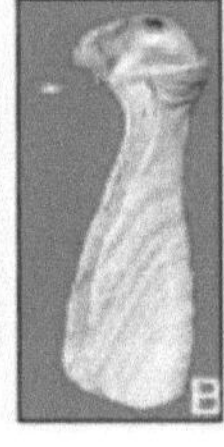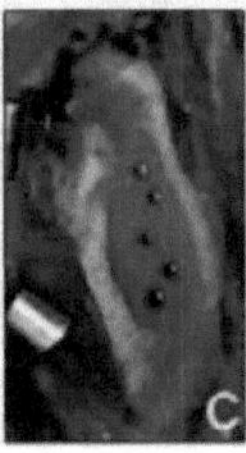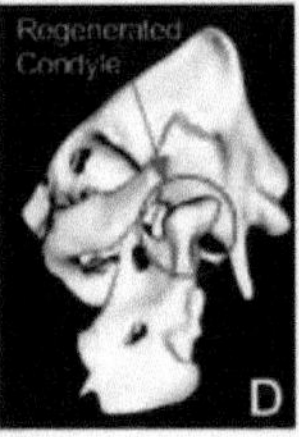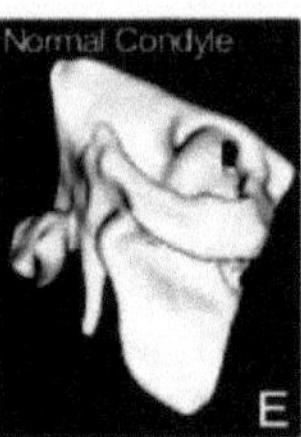

Conceção e engenharia do côndilo mandibular de minipig. **(A)** Tomografia computorizada (TC) original da mandíbula de um minipig. **(B)** Conceção baseada em imagens da estrutura do côndilo. **(C)** Scaffold de polímero degradável PCL (policaprolactona) fabricado com SLS (sinterização selectiva por laser) fixado ao ramo. **(D)** Recrescimento do côndilo após 3 meses de implantação (novo côndilo mostrado no círculo vermelho). **(E)** Comparação com um côndilo normal do lado contralateral num minipig Yucatan.

Aplicação em CLEFT LIP AND PALATE REPAIR

As fendas labiais e palatinas são malformações craniofaciais congénitas que comprometem o lábio individualmente, o palato duro ou mole ou mesmo as 3 estruturas em conjunto. O tratamento da fenda labiopalatina é multidisciplinar e deve ser coordenado por uma filosofia única. A pesquisa de técnicas cirúrgicas ideais é um objetivo constante. Encontrar a melhor forma de corrigir o reposicionamento anatómico dos tecidos é um grande desafio. A utilização de células estaminais e a medicina regenerativa abrem novas possibilidades de melhorar os resultados finais em diferentes vias. A utilização da medicina regenerativa através da engenharia de tecidos com células estaminais mesenquimais foi estudada há pelo menos 10 anos e muitas investigações demonstraram a capacidade da medula óssea, da polpa dentária, do sangue do cordão umbilical e do tecido adiposo de serem fontes de linhas celulares osteoblásticas, adipogénicas e condrogénicas. A ultrassonografia pré-natal durante a gravidez é uma análise fetal fundamental e é comummente realizada em muitos países. O diagnóstico gestacional da fissura labiopalatina permite um tratamento precoce com orientação aos pais, envolvimento da medicina fetal, obstetras e cirurgiões plásticos. A família é orientada a estar preparada para o nascimento e para o tratamento extensivo desta malformação craniofacial que exige várias etapas e um grupo de especialistas.

Existem inúmeros protocolos e técnicas cirúrgicas e este facto sugere-nos que o resultado ideal não foi atingido. Procurando estes resultados ideais imaginou-se a possibilidade de utilizar células estaminais para melhorar os resultados cirúrgicos em tecidos moles, ósseos e cartilagíneos.

Existem alguns estudos que demonstraram resultados de melhoria óssea e dos tecidos moles quando foram utilizadas células estaminais no procedimento cirúrgico. O principal objetivo deste estudo foi avaliar o efeito da injeção de células estaminais do cordão umbilical, do sangue do cordão umbilical e do sangue da placenta na cicatrização de feridas cirúrgicas após cirurgia primária do lábio e palato em doentes com fissura labiopalatina.

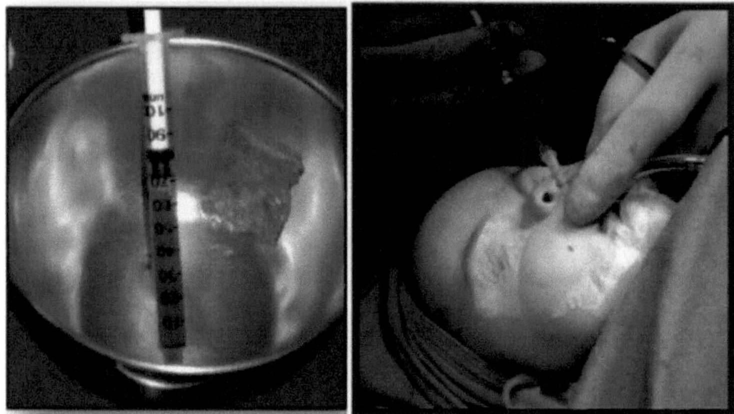

FIGURA 2. Células estaminais preparadas com solução Dubelco Modified Eagle Medium numa seringa de 1 ml. Injeção no lábio após queiloplastia, músculo orbicular e subcutâneo.

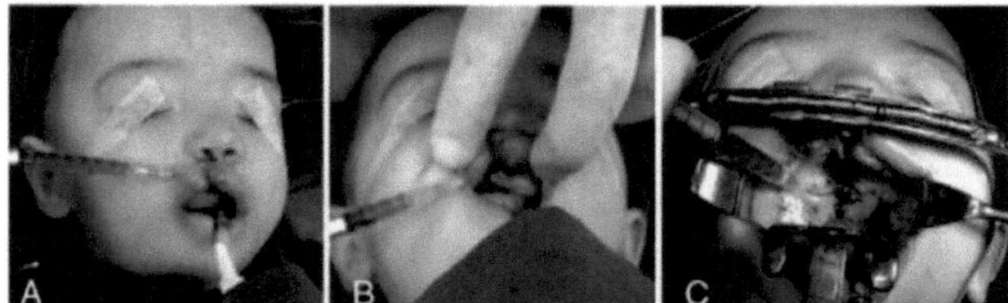

FIGURA 3. Injeção de células estaminais com Dubelco Modified Eagle Medium. (A) Injeção no subcutâneo do lábio. (B) Injeção no músculo orbicular. (C) Injeção no palato.

10. DESAFIOS RELATIVOS ÀS CÉLULAS ESTAMINAIS TERAPIA

Embora as células estaminais pareçam ser uma solução ideal para a medicina, há ainda muitos obstáculos que têm de ser ultrapassados no futuro. As células estaminais pluripotentes mais comuns são as células estaminais embrionárias e as terapias relativas à sua utilização foram, e continuam a ser, fonte de conflitos éticos. A razão para tal começou quando, em 1998, os cientistas descobriram a possibilidade de retirar as CTE de embriões humanos. A terapia com células estaminais parecia ser muito eficaz no tratamento de muitas doenças, até mesmo de doenças anteriormente incuráveis. O problema era que, quando os cientistas isolavam as CTE em laboratório, o embrião, que tinha potencial para se tornar um ser humano, era destruído. Por este motivo, os cientistas, vendo um grande potencial neste método de tratamento, concentraram os seus esforços em tornar possível o isolamento de células estaminais sem pôr em perigo a sua fonte - o embrião. Por enquanto, embora as hESCs continuem a ser uma fonte de células eticamente discutível, são ferramentas potencialmente poderosas para serem utilizadas em aplicações terapêuticas de regeneração de tecidos. Devido à complexidade dos sistemas de controlo das células estaminais, ainda há muito a aprender através de observações in vitro. Para que as células estaminais se tornem um procedimento popular e amplamente acessível, o risco de tumor deve ser avaliado. O segundo problema é conseguir uma tolerância imunológica bem sucedida entre as células estaminais e o corpo do doente. Por enquanto, uma das melhores ideias é utilizar as células do próprio doente e devolve-las ao seu estado de desenvolvimento pluripotente.

As novas células têm de ter a capacidade de substituir totalmente as células naturais perdidas ou em mau funcionamento. Além disso, existe uma preocupação quanto à possibilidade de obter células estaminais sem o risco de morbilidade ou dor para o doente ou para o dador. A proliferação e diferenciação descontroladas das células após a implementação devem também ser avaliadas antes da sua utilização numa grande variedade de procedimentos regenerativos em doentes vivos. Um dos argumentos que limitam a utilização de iPSCs é o seu infame papel na tumorigénese. Existe o risco de a expressão de oncogenes aumentar quando as células estão a ser reprogramadas. Em 2008, foi descoberta uma técnica que permite aos cientistas remover os oncogenes depois de uma célula atingir a pluripotência, embora ainda não seja eficiente e demore mais tempo. O processo de reprogramação pode ser potenciado pela eliminação do gene supressor de tumores p53, mas este gene também actua como um regulador chave do cancro, o que torna impossível a sua remoção para evitar mais mutações na célula reprogramada. A baixa eficiência do processo é outro problema, que está a diminuir progressivamente a cada ano que passa. Inicialmente, a taxa de reprogramação de células somáticas no estudo de Yamanaka era de 0,1%. A utilização de factores de transcrição cria um risco de inserção genómica e de mutação adicional do genoma da célula-alvo. Por enquanto, a única operação eticamente aceitável é a injeção de hESCs em embriões de ratinho, no caso da avaliação da pluripotência

Obstáculos às células estaminais no futuro

Os avanços científicos e médicos pioneiros têm sempre de ser cuidadosamente controlados para garantir que são éticos e seguros. Uma vez que a terapia com células estaminais já tem um grande impacto em muitos aspectos da vida, não deve ser tratada de forma diferente.

Atualmente, existem vários desafios no que diz respeito às células estaminais. Em primeiro lugar, o mais importante é o de compreender plenamente o mecanismo de funcionamento das células estaminais, primeiro em modelos animais. Este passo não pode ser evitado. Para a aceitação generalizada e global do procedimento, o medo do desconhecido é o maior desafio a ultrapassar. A eficiência da diferenciação dirigida pelas células estaminais tem de ser melhorada para tornar as células estaminais mais fiáveis e confiáveis para um doente normal. A escala do procedimento é outro desafio. As futuras terapias com células estaminais podem constituir um obstáculo significativo. O transplante de órgãos novos e totalmente funcionais, obtidos através de uma terapia com células estaminais, exigiria a criação de milhões de células cooperantes, funcionais e biologicamente precisas. A introdução de procedimentos tão complicados na medicina regenerativa geral e generalizada exigirá uma colaboração interdisciplinar e internacional. A identificação e o isolamento adequado das células estaminais dos tecidos de um doente é outro desafio. A rejeição imunológica é um obstáculo importante ao sucesso do transplante de células estaminais. Com determinados tipos de células estaminais e procedimentos, o sistema imunitário pode reconhecer as células transplantadas como corpos estranhos, desencadeando uma reação imunitária que resulta na rejeição do transplante ou das células.

Uma das ideias que pode tornar as células estaminais "à prova de falhas" é a implementação de uma opção de auto-destruição se estas se tornarem perigosas. O desenvolvimento e a versatilidade das células estaminais podem reduzir os custos do tratamento de pessoas que sofrem de doenças atualmente incuráveis. Em caso de falência de um órgão, em vez de se submeter a um tratamento medicamentoso extraordinariamente dispendioso, o doente poderia recorrer à terapia com células estaminais. O efeito de uma operação bem sucedida seria imediato e o doente evitaria o tratamento farmacológico crónico e os seus inevitáveis efeitos secundários. Embora estes desafios enfrentados pela ciência das células estaminais possam ser esmagadores, este campo está a fazer grandes progressos todos os dias. A terapia com células estaminais já está disponível para o tratamento de várias doenças e afecções. O seu impacto na medicina do futuro parece ser significativo.

11. RESUMO E CONCLUSÃO

As células estaminais derivadas de um tecido adulto podem servir como células progenitoras para outros tecidos, alargando assim o seu potencial terapêutico. No entanto, é necessária uma investigação contínua sobre a aparente potência das células estaminais adultas e sobre a questão de saber se estas células estaminais residentes nos tecidos constituem uma população heterogénea de células estaminais, cada uma delas comprometida com o seu próprio destino, sofrendo proliferação e diferenciação para um fenótipo maduro depois de ter recebido um estímulo indutivo adequado ao seu repertório genético específico, ou se estes diferentes tecidos contêm células estaminais, cada uma delas verdadeiramente pluripotente.

A descoberta dos mecanismos moleculares que regulam o comportamento das células estaminais continua a ser um desafio necessário para o tratamento das deformidades e perturbações craniofaciais. Além disso, a matriz extracelular é um componente complexo, dinâmico e crítico de todos os tecidos. Funciona como um suporte para a morfogénese dos tecidos, fornece pistas para a proliferação e diferenciação das células estaminais, promove a manutenção de tecidos diferenciados e melhora a resposta de reparação após uma lesão. Os componentes biologicamente activos da matriz extracelular podem ser utilizados na reparação, regeneração e engenharia de tecidos, bem como na programação de células estaminais para a substituição de tecidos. Por conseguinte, a modificação da matriz extracelular, incluindo o suporte de transplante celular, é mais uma área de investigação contínua necessária para delinear a biologia das células estaminais adultas.

As células estaminais adultas têm sido utilizadas terapeuticamente no tratamento da leucemia desde os anos 80, através do transplante de células estaminais da medula óssea. Nos últimos anos, estas células estaminais da medula óssea têm atraído uma atenção considerável nos esforços de reparação/regeneração de tecidos e órgãos. A aplicação de células estaminais da medula óssea em modelos animais para reparação ou regeneração de doenças ou perturbações craniofaciais é uma área de investigação atual. De um modo geral, há cada vez mais provas da aplicação de células estaminais adultas em doenças debilitantes, como as doenças cardíacas, o cancro, as doenças neurodegenerativas e as doenças periodontais. Com o aumento da esperança de vida humana, é possível que, clinicamente, nos deparemos com mais idosos com problemas no osso alveolar ou noutros tecidos/orgãos. Para apoiar a ideia da reparação/regeneração de tecidos ou órgãos utilizando células estaminais adultas, D'Ippolito e colegas isolaram com êxito células estaminais de pacientes idosos (ou seja, com 72 anos de idade), o que indica que as células estaminais estão presentes ao longo da idade de um indivíduo. Foi ainda apoiado pela demonstração de que existem células estaminais adultas nas polpas dentárias, permitindo a regeneração de tecidos orais como o cemento, o PDL e o osso alveolar, a partir do tecido dentário do próprio indivíduo em qualquer idade. Em conjunto, é claro que as células estaminais adultas exercem um papel crítico no crescimento/desenvolvimento, remodelação e reparação/regeneração do complexo craniofacial ao longo da vida. [16]

Embora a investigação e a utilização clínica das células estaminais ainda se encontrem nas fases iniciais, os estudos existentes sugerem fortemente a utilidade das células estaminais adultas em futuros protocolos clínicos destinados à reparação e regeneração de deformidades craniofaciais e distúrbios em ortodontia e ortopedia dento-facial.

As células estaminais são fundamentais para a fisiologia da polpa dentária e para a resposta deste tecido a lesões. Descobertas recentes revelaram as células estaminais da polpa dentária como potenciais alvos terapêuticos em casos de pulpite reversível. Mais importante ainda, estas células podem tornar-se uma estratégia primária alternativa para a revitalização de dentes permanentes imaturos necróticos. Estas descobertas têm o potencial de alterar fundamentalmente os paradigmas da terapia conservadora da polpa vital e dos canais radiculares, e talvez permitir o tratamento no futuro de condições que atualmente não são tratáveis em medicina dentária.

Na última década, a investigação em medicina dentária tem vindo a evoluir de forma expressiva no campo da engenharia de tecidos. A procura de meios para conseguir a reparação de tecidos, ou a geração de novos tecidos, tem como objetivo alargar drasticamente as possibilidades terapêuticas em diferentes áreas. A engenharia de tecidos é uma opção bastante promissora para o fornecimento de tecidos para o reparo craniofacial. Somadas as incidências de fissuras pré-forame incisivo, que envolvem o rebordo alveolar, e de fissuras transforame incisivo, a presença de fissura alveolar total ou parcial atinge algo em torno de 70% dos pacientes com fissura labiopalatina. Do ponto de vista da terapia ortodôntica, a presença de uma fissura alveolar representa o maior desafio de manejo para limitar o movimento dentário na área adjacente à fissura. É fundamental estar atento às restrições impostas por essa condição à reabilitação do paciente. Com o objetivo de enfrentar essa dificuldade, a utilização de enxerto ósseo alveolar secundário tem sido considerada a primeira escolha de tratamento. Embora a sua eficácia tenha sido amplamente registada na literatura e na prática clínica, este procedimento envolve questões complexas como o custo, a anestesia geral, a necessidade de um ortopedista quando o local doador é a crista ilíaca, a morbidade, entre outras.

Novas descobertas têm vindo a apontar para o desenvolvimento de estratégias menos invasivas e igualmente eficazes. A Associação Americana de Cirurgiões Ortopédicos sugere que, dada a elevada procura de procedimentos de enxertia, o desenvolvimento e fornecimento de "substitutos para enxertos ósseos convencionais" deve ser uma prioridade. Num estudo recente, células estaminais embrionárias foram diferenciadas em células de cartilagem e implantadas em defeitos ósseos cranianos criados artificialmente. Em comparação com o grupo de controlo, o grupo que recebeu o tecido implantado teve uma taxa de resposta significativamente mais rápida.

A biologia das células estaminais tornou-se um importante domínio do conhecimento para compreender o processo de regeneração dos tecidos. É essencial para a bioengenharia ter uma tríade composta por: células estaminais ou progenitoras; uma matriz que servirá de estrutura para as células; e proteínas sinalizadoras, denominadas factores de crescimento, como reforço da diferenciação celular. De um modo geral, as células estaminais apresentam duas caraterísticas principais: Têm capacidade de auto-renovação e, quando se multiplicam, podem manter as caraterísticas de uma célula estaminal ou diferenciar-se num vasto leque de outros tipos de células. A polpa dentária é, de facto, um dos tecidos mais ricos em células estaminais mesenquimais, que têm um enorme potencial de aplicação para fins de engenharia de tecidos. Isto deve-se ao facto de este tipo de tecido dentário ser multipotente e ter uma elevada taxa de proliferação, o que faz da polpa dentária uma fonte muito valiosa de células estaminais mesenquimais para serem destinadas à reparação de tecidos. Num outro trabalho, foi estudada a viabilidade da polpa dentária de dentes decíduos como eventual fonte de células estaminais para a engenharia de tecidos pulpares. Células estaminais mesenquimais retiradas da polpa de dentes permanentes já permitiram o desenvolvimento de tecido pulpar, com caraterísticas sensivelmente normais, sobre uma estrutura previamente preparada.

Atualmente, existe uma maior tendência para a utilização de células estaminais adultas em detrimento das embrionárias. Algumas das razões que justificam esta tendência são: As células estaminais adultas envolvem questões éticas menos complexas e oferecem um maior controlo sobre os aspectos de proliferação e diferenciação celular. As células estaminais embrionárias tendem a apresentar um crescimento desordenado e descontrolado, apresentando por vezes um aspeto tumoral. Este facto pode estar relacionado com o contexto sinérgico e a memória funcional destas células.

As células de origem embrionária estão alinhadas com uma fase de desenvolvimento em que as taxas de crescimento e diferenciação são bastante elevadas, quando comparadas com as células estaminais adultas. Atualmente, os tecidos criados individualmente parecem ser uma promessa mais tangível dentro de um prazo razoável. Os dentes que foram submetidos a reabsorção radicular externa por razões ortodônticas, por exemplo, não são susceptíveis de recuperar a perda de tecido. Este facto parece alterar positivamente a evolução da investigação. A papila apical difere da polpa dentária por conter menos componentes celulares e vasculares. No entanto, as células estaminais da papila apical demonstraram ter um elevado potencial de reparação e diferenciação. A prova disso pode ser encontrada nalgumas situações em que dentes permanentes traumatizados e com formação radicular incompleta foram submetidos a pulpectomia e subsequente terapia endodôntica, e ainda assim foram capazes de continuar com o processo de apexificação. Estes achados abrem a possibilidade de utilização das células estaminais da papila apical (SCAP), bem como de outros tipos de células estaminais, para a reparação da polpa e da dentina, juntamente com a associação entre as SCAP e as células estaminais do ligamento periodontal. Esta possibilidade foi designada por ENGENHARIA BIORÓTICA.

O desenvolvimento dos tecidos envolve a sinergia entre eventos e substâncias num espetro bastante amplo e complexo. A compreensão definitiva dos agentes, das suas funções e do contexto sinérgico leva-nos a percorrer um longo caminho. No entanto, os resultados são bastante prometedores e, à medida que os métodos de investigação são aperfeiçoados, a evolução está ao virar da esquina. Um grande obstáculo continua a ser o desenvolvimento de fibras do ligamento periodontal adequadamente dispostas nas interfaces entre o cimento e o osso alveolar. O conhecimento já nos proporciona uma compreensão suficientemente boa de como programar e estimular a diferenciação. No entanto, o controlo da localização e da quantidade de crescimento continua a ser um enorme obstáculo a ultrapassar.

Olhando para trás, há 15 anos, quando começou a investigação sobre células estaminais, e chegando aos tempos actuais, o conhecimento tem vindo a expandir-se exponencialmente neste domínio. Mas a cada nova descoberta, novos dilemas éticos, questões e desafios também se revelam. Há uma necessidade urgente de os cursos de graduação atualizarem seus currículos para o ensino da biologia celular, à luz dos conhecimentos atuais, assim como para a biologia molecular. Os ortodontistas contemporâneos devem rever e aprofundar seus conhecimentos nessas áreas. Essa é uma condição primordial para que se possa absorver as novas tecnologias advindas da bioengenharia e estender aos pacientes seus significativos benefícios próximos.

Na profissão de dentista, tratamos uma miríade de traumatismos, anomalias congénitas e doenças, incluindo defeitos nos tecidos resultantes de cáries dentárias, defeitos ósseos periodontais ou defeitos ósseos faciais. Estes defeitos não só provocam traumas físicos e dor, como também são prejudiciais para o bem-estar psicossocial dos pacientes, uma vez que a cavidade oral e a face estão intimamente envolvidas na auto-identidade, na comunicação e na expressão de emoções.

As abordagens de tratamento actuais utilizam os tecidos do próprio paciente, enxertos alogénicos, ligas metálicas ou implantes sintéticos.

Muito do que conhecemos como dentistas está a evoluir para uma nova medicina dentária em que os cuidados dentários são prestados cada vez mais através de abordagens de base biológica. Por exemplo, serão utilizadas biomoléculas para a regeneração periodontal; serão utilizadas células estaminais na regeneração da dentina e/ou da polpa dentária; serão utilizados suportes biologicamente viáveis para substituir o osso e a cartilagem orofaciais; a glândula salivar defeituosa será parcial ou totalmente regenerada (Rahaman e Mao, 2006; Mao et al., 2006; Mao et al., 2007). O desafio para o profissional de medicina dentária na era prevista das células estaminais e da engenharia de tecidos é iminente. Qual será a resposta de um dentista quando os pacientes perguntarem se podem obter as suas próprias células estaminais se fizerem um banco de dentes do siso? Quais são as probabilidades de as células estaminais dentárias fazerem crescer um novo dente ou serem utilizadas para tratar a diabetes? Devo utilizar um fator de crescimento chamado PDGF ou BMP2 para tratar os meus defeitos ósseos periodontais ou fazer um enxerto ósseo? Os dentes de leite do meu filho devem ser armazenados em bancos de células estaminais e, em caso afirmativo, quais são as probabilidades de essas células estaminais dos dentes de leite curarem uma fratura óssea que ele possa ter durante um jogo de futebol?

O profissional de medicina dentária tem de estar preparado para ministrar cursos de formação contínua. As escolas de medicina dentária devem considerar a adição de cursos de células estaminais e engenharia de tecidos ao currículo existente. Sem estas medidas e outras semelhantes, é provável que os estudantes de medicina dentária, os estudantes de pós-graduação e os médicos dentistas estejam mal preparados para a era vindoura das tecnologias baseadas em células estaminais. Várias empresas de material dentário bem estabelecidas estabeleceram, ou estão a estabelecer, esforços de I&D na área das células estaminais e da engenharia de tecidos. Há mais de uma década que as agências federais de financiamento, como o National Institutes of Health, concedem bolsas de investigação e formação, numa base competitiva, à comunidade de investigação externa na área das células estaminais, da engenharia de tecidos e da medicina regenerativa, incluindo a medicina dentária regenerativa (Wang et al., 2007). É necessário formular e implementar estratégias para o ensino, a formação, a investigação, o desenvolvimento, a comercialização e os modelos de prática. No meio de uma nuvem de controvérsia estão alguns dos factos importantes que podem ser aplicados à medicina dentária.

Os estudos discutidos nesta dissertação da biblioteca descrevem a primeira caraterização de diferentes populações de células estaminais humanas adultas que residem nos tecidos da polpa e da PDL, estabelecendo a base para estudos futuros para determinar a eficácia de experiências in-vivo com células estaminais para reparar estruturas dentárias, defeitos ósseos e defeitos periodontais. As células epiteliais que poderiam ser estimuladas in vivo para formar esmalte não estão presentes nos dentes adultos humanos.

Assim, a tecnologia das células estaminais parece ser a única possibilidade de recriar uma superfície de esmalte. Foram efectuadas inúmeras tentativas para criar dentes com bioengenharia. Fabricar dentes inteiros com estrutura de esmalte e dentina in vivo é uma realidade e não uma utopia. Uma vez que as células estaminais foram colhidas de dentes de leite e, recentemente, de dentes do siso, cada um pode ter o seu banco pessoal de células estaminais pronto a ser utilizado sempre que necessário. Atualmente, a terapia com células estaminais é uma das áreas de investigação mais privilegiadas na engenharia de tecidos craniofaciais. No entanto, o facto é que a nossa exposição a esta tecnologia continua a ser limitada, uma vez que é extremamente dispendiosa. O isolamento e o armazenamento requerem muita experiência, bem como um armazenamento elevado e boas instalações de transporte.

A terapia com células estaminais é uma abordagem multidisciplinar. Também é necessário o apoio dos organismos reguladores, agências de financiamento, organismos de defesa, organismos de ética e agências de fabrico para a tornar facilmente aceitável nas nossas condições clínicas. Será realmente fascinante ver os ortodontistas craniofaciais a utilizarem esta terapia diariamente no tratamento dos pacientes. As células estaminais desempenham um papel importante desde o desenvolvimento embrionário até à idade adulta. O seu potencial tem de ser desbloqueado à medida que as terapias com células estaminais são utilizadas para curar doenças. Assim, a terapia com células estaminais constitui um desafio comum tanto para os dentistas como para os biólogos. Podemos imaginar uma situação em que os dentes de bio-engenharia podem ser cultivados com a ajuda destas células-mãe, pondo assim em causa a necessidade de os doentes usarem próteses artificiais na cavidade oral.

12. REFERÊNCIAS

1. Mokry J, Pisal R. Os Princípios Básicos das Células Estaminais. In: Vishwakarma A, Sharpe P, Shi S, Ramalingam M. Stem Cell Biology and Tissue Engineering in Dental Sciences. 1st ed. London: Elsevier; 2015;235-46.

2. Vishwakarma A, Sharpe P, Shi S, Ramalingam M. Uma introdução à biologia das células estaminais e à engenharia de tecidos. InStem Cell Biology and Tissue Engineering in Dental Sciences 2015 Jan 1 (pp. 1-13). Imprensa Académica.

3. Van Pham P. Aplicação clínica das células estaminais: Uma atualização de 2015. Investigação e Terapia Biomédica. 2016 Feb;3:1-8.

4. Rai S, Kaur M, Kaur S. Applications of stem cells in interdisciplinary dentistry and beyond: an overview. Anais da investigação em ciências médicas e da saúde. 2013 Abr;3(2):245.

5. Zakrzewski W, Dobrzynski M, Szymonowicz M, Rybak Z. Stem cells: past, present, and future (Células estaminais: passado, presente e futuro). Investigação e terapia com células estaminais. 2019 Dec;10:1-22.

6. Safari S, Mahdian A, Motamedian SR. Aplicações de células estaminais em ortodontia e ortopedia dento-facial: Tendências actuais e perspectivas futuras. Revista Mundial de Células Estaminais. 2018 Jun 6;10(6):66.

7. Mishra S. Stem Cells: A Step Ahead in Regenerative Dentistry with Accent on Orthodontics. Jornal Britânico de Medicina e Investigação Médica. 2016;14(12): 1-7.

8. Mohanty P, Prasad NK, Sahoo N, Kumar G, Mohanty D, Sah S. Reformar a ortodontia craniofacial através de células estaminais. J Int Soc Prev Community Dent. 2015;5(1):13-18.

9. Mohammadi Begum MD. PAPEL DAS CÉLULAS ESTAMINAIS EM ORTODONTIA - UMA REVISÃO.

10. Miura M, Gronthos S, Zhao M, Lu B, Fisher LW. SHED: células estaminais de dentes decíduos esfoliados humanos. Proc Nat Acad Sci USA. 2003;100:5807-12.

11. Sakai VT, Zhang Z, Dong Z, Neiva KG, Machado MA. SHED se

diferenciam em odontoblastos funcionais e endotélio. J Dent Res. 2010;89:791-6.

1 2.Seo BM, Miura M, Gronthos S, Bartold PM, Batouli S. Investigação de células estaminais pós-natais multipotentes do ligamento periodontal humano. Lancet. 2004;364:149-55.

13. Mao JJ. Células estaminais e o futuro dos cuidados dentários. New York State Dental Journal. 2008 Mar 1;74(2):20.

14. Murphy NC, Bissada NF, Davidovitch ZE, Kucska S. Corticotomia e terapia com células estaminais para ortodontistas e periodontistas: fundamentação, hipóteses e protocolo. Ortodontia clínica integrada. 2012 Jan 6:392-421.

15. Van Pham P. Aplicação clínica das células estaminais: Uma atualização de 2015. Investigação e Terapia Biomédica. 2016 Feb;3:1-8.

16. Witkowska-Zimny M. O tecido dentário como fonte de células estaminais: Perspectivas para a regeneração dos dentes. J Bioengineer Biomedical Sci. 2011:S2.

17. Sonoyama W, Liu Y, Yamaza T, Tuan RS, Wang S. Caracterização da papila apical e das suas células estaminais residentes de dentes permanentes imaturos humanos: Um estudo piloto. J Endod. 2008;34:166-171.

18. Huang GT, Sonoyama W, Liu Y, Liu H, Wang S, Shi S. O tesouro escondido na papila apical: o papel potencial na regeneração da polpa/dentina e na engenharia biorrotativa. Jornal de endodontia. 2008 Jun 1;34(6):645-51.

19. Mazzetti MP, Alonso N, Brock RS, Ayoub A, Massumoto SM, Eça LP. Importância do transplante de células-tronco no protocolo de tratamento cirúrgico da fissura labiopalatina. Journal of Craniofacial Surgery. 2018 Sep 1;29(6):1445-51.

20.Seo BM, Miura M, Gronthos S, Bartold PM, Batouli S. Investigation of multipotent postnatal stem cells from human periodontal ligament. Lancet. 2004;364:149-55.

21.Handa K, Saito M, Yamauchi M, Kiyono T, Sato S, et al. Cementum matrix formation in vivo by cultured dental follicle cells. Bone. 2002;31:606-11.

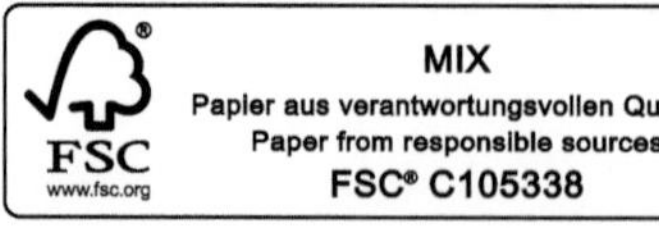

Printed by Books on Demand GmbH, Norderstedt / Germany